Sophie Ruth Knaak · Erbarmen mit den Männern

Sophie Ruth Knaak

Erbarmen mit den Männern

Natürliche Prostata-Reduktion

ENNSTHALER VERLAG STEYR

Autorin, Verleger, Berater, Vertreiber, Händler und alle anderen
Personen, die mit diesem Buch in Zusammenhang stehen, können
weder Haftung noch Verantwortung für eventuelle Nachteile oder
Schäden übernehmen, die direkt oder indirekt aus den in diesem Buch
gegebenen Informationen resultieren oder resultieren sollen.
Bitte konsultieren Sie Ihren Arzt.

Die Abbildungen auf Seite 69 „Entwicklung der Geschlechtsorgane"
wurden entnommen aus dem Titel „Taschenatlas der Anatomie, Bd. 2,
Helmut Leonhardt, Innere Organe", erschienen im Georg Thieme
Verlag. Wir danken dem Georg Thieme Verlag, Stuttgart, für die
freundliche Genehmigung.

Kontaktieren Sie zum Thema auch: *www.prostata-selbsthilfe-dortmund.de*

www.ennsthaler.at

ISBN 978-3-85068-543-6

4. Auflage 2012

Inhaltsverzeichnis

Vorwort

… und wässern sich in Seelenruhe
nur die Spitzen ihrer Schuhe

So umschrieb Wilhelm Busch einst das Problem, mit dem rein statistisch gesehen jeder zweite Mann über fünfzig Jahren zu tun hat oder zu tun bekommt. Doch Wilhelm Busch verharmlost. Mit der Seelenruhe ist es schnell vorbei, wenn der Harnstrahl schlaff, gedrillt und kraftlos niederträufelt und nur noch die Schnürsenkel, allenfalls die Schuhspitzen „wässert". Dann harren die Männer nicht mehr seelenruhig, sondern mit verzweifelter Geduld aus, bis sie ihr Wasser losgeworden sind – falls sie es je wieder zur Gänze loswerden. Denn ist der Harnweg erst einmal behindert, dann ist der Rückweg zu normalem Harnfluss vorerst verbaut. Auch gestandene Männer befällt manchmal Angst, wenn sie vor der Schüssel stehen und lange ausharren müssen, um die Blase zu entleeren, die sich doch nicht mehr richtig entleeren kann.

Ursache des Abflussproblems ist eine kleine, walnussgroße Drüse, Prostata oder auch Vorsteherdrüse genannt, die direkt unter der Blase sitzt und den obersten Harnröhrenabschnitt allseitig umschließt. Ab einem gewissen Alter wird diese kleine Drüse häufig unberechenbar, sie wächst und wächst, verengt den Öffnungsquerschnitt und erschwert auf diese Weise dem Blaseninhalt den Weg ins Freie. Allmählich entsteht die so genannte Balkenblase, in welcher ein Rest Harn – in der Medizinersprache präzise „Restharn" genannt – verbleibt, was zu häufigem Harnlassen zwingt. Dieses häufige Harnlassen in Minimengen – von bösen Zungen „Altherrenspende" genannt – steigert sich zu stetigem Harnträufeln, was das Selbstwertgefühl der Männer empfindlich schmälert, je öfter sie das Örtchen aufsuchen. Und sie müssen es desto öfter aufsuchen, je mehr die Drüse wuchert.

Was veranlasst eine Frau, sich mit diesem zutiefst männlichen Problem zu befassen?

Mein Vater starb an den Folgen einer stark vergrößerten Prostata. Das ist über dreißig Jahre her. Die Hilflosigkeit der Ärzte, die Qualen meines Vaters, sein unwürdiges Sterben erbitterten mich damals maßlos. In kindlichem Schmerz schwor ich, das Problem „Prostatawucherung" irgendwann einmal auf eigene Faust zu ergründen. Denn für dieses kontinuierliche Wachsen der Prostata bei Männern jenseits der Fünfzig musste es einen einfachen Grund geben, dessen war ich sicher. Und es musste einen einfachen Mechanismus geben, um die (gutartig) wuchernde Drüse zu stoppen, sie zu beruhigen, sie wieder auf ein normales Maß zurückzuführen, dessen war ich ebenso sicher. Nicht noch einer, so schwor ich, der mir lieb und teuer war, sollte derart elend zugrunde gehen wie mein Vater, bloß weil in den männlichen Wechseljahren eine bestimmte Drüse ihre normale Funktion nicht mehr erfüllt.

Doch mit der Zeit verebbte der Schmerz, schwand der Zorn und der Schwur verblasste, bis ich ihn schließlich vergaß.

Im Frühsommer 1991 wurde ich jedoch jäh an meinen Schwur erinnert, als ein naher Freund der Familie in eine lebensgefährliche Situation geriet, weil seine Harnblase bereits seit einer Woche streikte (wie er sagte) – ähnlich wie bei meinem Vater damals. Nicht genug – und anders als bei meinem Vater: Der Mann weigerte sich strikt, eine Klinik aufzusuchen. Ich war gezwungen, ohne Umschweife meinen Schwur einzulösen und den verborgenen einfachen Mechanismus zu suchen, von dessen Vorhandensein ich seit dreißig Jahren überzeugt war. Mehr noch: Ich musste diesen Mechanismus sofort finden – binnen einer Nacht. Mehr Zeit war nicht, denn der Mann, seit einer Woche ohne Harnentleerung, glich einer aufgestauten Wassersäule. Das hieß: höchste Gefahr – Gefahr einer tödlichen Harnvergiftung.

Die dramatische nächtliche Suche wurde belohnt: Glück oder Zufall – als der Morgen dämmerte, hatte ich gefunden, wonach ich suchte: eine plausible Erklärung für die gutartige Prostatawucherung und eine einfache naturheilkundliche Abhilfe.

Zugute kam mir dabei meine mehr als zwanzigjährige intensive Beschäftigung mit medizinischen Fragen und naturmedizinischen Problemlösungen; zugute kam mir das reiche naturmedizinische Wissen, das dank meiner Großmutter in unserer Familie tradiert wurde; zugute kamen mir meine Kenntnisse im Bereich der natürlich vorkommenden Hormone, mit denen ich längere Zeit experimentiert hatte.

Bereits am Abend des folgenden Tages erhielt ich den Beweis, dass der einfache Mechanismus, den ich vermutet hatte, tatsächlich existiert. Er hebt den Wucherdrang der Prostata auf – mehr noch, er leitet ihren Rückgang ein: eine Schrumpfung zurück zu ihrer normalen Größe. Der Mechanismus funktionierte besser, prompter, entschiedener als erhofft. Schon am Spätnachmittag des neuen Tages, rund acht Stunden nach Beginn der Therapie, löste sich die Harnwegsblockade so weit, dass sich ein zusammenhängender Strahl bildete und die aufgestauten Harnmassen langsam, aber stetig abfließen konnten. Die unmittelbare Gefahr einer Harnvergiftung war beseitigt.

Der damit eingeleitete Schrumpfungsprozess der – gutartig – vergrößerten Prostata setzte sich in den nächsten Tagen und Wochen kontinuierlich fort, sodass nach insgesamt sieben Wochen das Organ wieder seine normale Größe erreicht hatte, was mittels Sonografie (Ultraschalluntersuchung) kontrolliert und bestätigt wurde. Doch damit nicht genug.

In einer zweiten gegenläufigen Phase kam es darauf an, die wieder klein gewordene Prostata dazu zu bringen, den zurückgewonnenen Normalzustand aufrechtzuerhalten; die Drüse sollte wieder Sekret produzieren und nicht in einen Wucherprozess zurückfallen, auch nicht nach Beendigung dieser zweiten Phase der Therapie. Diese gegenläufige Phase verlangte naturgemäß gegenläufig wirkende Hormone. Auch dieser zweite Therapieteil dauerte sieben Wochen.

Ob aus diesen zweimal sieben Wochen Konterstrategie gegen einen Prostatawucherungsprozess eine Gesetzmäßigkeit abgeleitet werden darf – insgesamt also vierzehn Wochen Therapie –, muss die Zukunft zeigen, wenn andere Prostatageplagte mit dieser Methode dem Übel zu Leibe rücken. Immerhin: Nach diesen zweimal sieben Wochen wurden alle therapeutischen Maßnahmen eingestellt – ausgenommen eine vernünftige Lebensweise. Aber vernünftig zu leben, fällt gewöhnlich nicht unter das Stichwort „Maßnahme". Was unter „vernünftig" zu verstehen ist, wird an geeigneter Stelle näher ausgeführt.

Nicht unerheblich zu erwähnen dürfte sein, dass Sexualfunktion und Sexualfreuden zurückkehrten, als wäre nichts gewesen.

Inzwischen sind sieben Jahre vergangen, ohne dass diese Prostata den geringsten Anlass zur Besorgnis böte. Fazit: Durch das zweigliedrige Verfahren mit zweimal zwei hochaktiven Naturhormonen wurde ohne Stahl/Strahl/Chemie, d.h. ohne chirurgischen Eingriff, ohne Bestrahlung und ohne Chemotherapie, eine übermäßig vergrößerte Prostata nicht nur wieder auf ein Normalmaß zurückgeführt, sondern in ihrer Funktion wieder reaktiviert. Und das heißt: geheilt.

Eine bis zu völligem Harnwegsverschluss hochgewucherte Prostata ohne Stahl/Strahl/Chemie in ihrem Wachstum zu bremsen, binnen weniger Wochen wieder zu verkleinern und darüber hinaus auf Dauer zu heilen, ist meines Wissens weder mit den sonstigen Mitteln der klassischen Medizin noch auf naturheilkundlichem bzw. psychotherapeutischem Weg jemals gelungen.

Das einfache, mit alltäglichen Mitteln durchzuführende Verfahren soll hiermit zur Diskussion gestellt werden, denn Wiederholbarkeit und Nachprüfbarkeit sind die Kriterien jeder ernst zu nehmenden Therapie. Wiederholend nachprüfen können das Verfahren alle betroffenen Männer. Je kritischer und fundierter die Diskussion darüber ausfällt, desto besser.

Das Verfahren bietet die Chance, mit einfachen – und das heißt auch mit erschwinglichen – Mitteln – ein verbreitetes männliches Gesundheitsproblem zu lösen. Es ist eine Chance, keine Garantie.

„Er-barmen" hieß althochdeutsch irab-armen oder ab-armen und meinte, einen anderen Menschen zu ent-armen, ihn vom Armsein zu befreien.

Arm dran ist nicht nur einer, dem materielle Güter fehlen; arm dran ist jeder, dem es an Gesundheit gebricht, und sei es – „nur" –, weil seine Prostata (gutartig) wuchert. Jedem derart „armen Mann" möchte das vorliegende Buch eine Hilfe sein, sich von dieser Art Armut zu befreien – und den mitbetroffenen (Ehe)Frauen ihren Lebenspartner gesund wieder zurückzugeben.

Aalen, im Juni 1998

I. Der Stand der Dinge

Statistisch gesehen erkrankt jeder zweite Mann über fünfzig Jahren an einer gutartig vergrößerten Prostata – in der Sprache der Fachleute BENIGNE PROSTATAHYPERPLASIE genannt, abgekürzt BPH.

An deutschen Krankenhäusern arbeiten doppelt so viele männliche Ärzte, viermal so viele Oberärzte und zwölfmal so viele leitende Ärzte wie weibliche Kollegen (SPIEGEL 9/98). Dennoch hat sich das männliche Übergewicht in der praktischen Medizin bisher auf die Erforschung spezifisch männlicher Probleme noch nicht spürbar ausgewirkt: Der Wissensstand über den männlichen Körper liegt im Vergleich zur Frauenforschung um rund dreißig Jahre zurück – behauptet ein medizinischer „Männerkundler" (SPIEGEL, ebd.).

So darf es nicht wundern, wenn in einer der wichtigsten Fragen des männlichen Wohlergehens, nämlich in der Frage, wie und weshalb eine – gutartige – Prostatavergrößerung entsteht und wie diese wirkungsvoll, schonend und nachhaltig beseitigt werden kann, immer noch ein erheblicher Argumentations- und Erkenntnisnotstand herrscht. Wie mager der Erkenntniszuwachs in den letzten Jahren in dieser Frage ausfiel, belegt das Klinische Wörterbuch Pschyrembel unter dem Stichwort „Prostata-Adenom" (wie das Problem 1977 noch genannt wurde) und „Prostata-Hyperplasie" (benigne), wie es in der Ausgabe 1994 genannt wird. 1977 wird als Ursache genannt: eine Verschiebung der androgen-östrogenen Relation. 1994 heißt es lapidar: Ätiologie unbekannt (von griechisch aitia = Ursache). Diskutiert werden: eine Akkumulation von 5-Alpha-Dihydrotestosteron in der Prostata, eine Verschiebung des Androgen-Östrogenquotienten zugunsten der Östrogene bzw. eine „veränderte Interaktion zwischen Prostata-Epithel und -stroma" (griechisch epi-theleo = über etwas hinwegwachsen, Deckgewebe, ursprünglich gebraucht für die Haut auf den Zitzen (Herder), seit Henle (deutscher Anatom 1809–1885) für das deckende Gewebe allgemein; Stroma = griechisch Gerüst; bindegewebiges Stützgewebe). Das heiß, diskutiert wird eine veränderte Beziehung zwischen Deck- und Stützgewebe.

Wer aber in dieser veränderten Beziehung (Interaktion) zwischen den beiden Gewebearten die Ursache für eine gutartige Prostatawucherung sucht, gleicht einem Mann, der versucht, in einem schwarzen Raum eine schwarze Katze zu fangen, die sich im Nebenraum aufhält. Eine vergebliche Mühe.

Rein statistisch gesehen leiden auch fünfzig Prozent aller Chefärzte, Oberärzte und leitenden Ärzte an BPH, sobald sie in ein gewisses Alter kommen. Die Prostatawucherung kennt keine sozialen Schranken, sie kann jeden Mann treffen, egal, ob Arbeiter oder Manager, Bauer oder Patron, ob Kleriker oder Politiker, ob Schauspieler, Sportler oder General. BPH trifft Uniformierte so gut wie Zivilisten, sie trifft Professoren und Direktoren, sie ereilt Chefredakteure wie Intendanten oder Präsidenten oder auch Superintendenten – rein statistisch gesehen.

Allein in der Bundesrepublik sollen gegenwärtig ca. 6 Millionen Männer an einer gutartig vergrößerten Vorsteherdrüse erkrankt sein. Damit stellt BPH die häufigste Männerkrankheit überhaupt dar. Bei den über Siebzigjährigen sollen sogar mehr als 90 % unter einer vergrößerten Prostata leiden.

Demografischen Schätzungen zufolge steigt bis zum Jahr 2010 die Zahl der Männer über 65 Jahre noch einmal um 25 % (Stuttgarter Zeitung v. 25.11.1995). Daher ist noch einmal eine drastische Zunahme jener zu erwarten, die sich plagen müssen, wenn sie ihre Blase entleeren wollen.

Die etablierte Medizin bietet verschiedene Möglichkeiten zur „Behandlung" oder Milderung der BPH-Beschwerden an, eine Heilung im strengen Wortsinn kennt sie nicht, zumal – wie erwähnt – die Entstehungsursache dieser Krankheit offiziell noch gar nicht geklärt ist. Über eine Reihe von Vermutungen ist die Ursachenforschung weltweit noch nicht hinausgediehen. Im Frühstadium einer BPH verwenden auch die Vertreter der etablierten Medizin häufig pflanzliche Mittel (so genannte Phytotherapeutika; griechisch phytos = die Pflanze), bevor sie zu che-

mischen Präparaten (so genannten Rezeptorenblockern oder Reduktase-
hemmern) greifen.

Die Frage ist, ob die Behandler bisher bei den so genannten Phytotherapeutika den besten Griff in die Schatzkammer der Natur getan haben oder ob sie nicht vielmehr die besten pflanzlichen Mittel übersehen
haben und mit den zweitbesten versuchten, zum Erfolg zu kommen.
Denn als Erfolg gilt, wenn nach Wochen oder Monaten eine auch nur
minimale Besserung eintritt.

Im Spätstadium von BPH, wenn die Prostata eine Größe erreicht hat,
die den Harnweg erheblich oder zur Gänze blockiert, gelten offiziell die
Möglichkeiten pflanzlicher Heilmittel als erschöpft. Daher bleibt dann
„lege artis", d.h. nach dem Gesetz der ärztlichen Kunst, als Ausweg nur
noch die operative Entfernung des Wuchergewebes.

Dass das keineswegs so sein muss, dass im Gegenteil auch bei völliger
Blockade des Harnwegs pflanzliche Mittel, genauer gesagt – Pflanzenhormone – massiv ins Geschehen eingreifen und den Harnweg in weniger als 24 Stunden wieder freimachen können, soll nachfolgend ge-
schildert werden. Manchem Mann bliebe so die „post-operative Hölle"
erspart, von der in Zeitungsberichten zu lesen ist.

Dass Probleme, die mit Sexualität und Fruchtbarkeit zusammenhängen, irgendwie auch mit Sexualhormonen zu tun haben müssen, weiß
heute jedes Schulkind. Wenn man, was nahe liegt, die gutartige Prostatavergrößerung den männlichen Wechseljahren zuordnet – analog den
Wechseljahren der Frau – dann liegt es nahe, auch das Problem BPH mit
Hilfe von Hormonen zu lösen. Die Frage ist nur, welches Hormon dienlich ist oder wie viele Hormone es sein müssen; in welcher Form sie verabreicht werden müssen, in welcher Kombination, in welcher Relation
zueinander und in welchem zeitlichen Intervall.

Pflanzliche Hormone, so genannte Phytohormone, d.h. Naturhormone,
sind dabei den Kunsthormonen vorzuziehen. Das geht aus der Summe
der Eigenschaften von Naturhormonen hervor. Naturhormone wirken

kräftiger, deutlicher, rascher als Kunsthormone und sie richten dennoch
– bei angemessener Dosierung – keinen Schaden an. Sie verursachen,
passend dosiert, weder Nebenwirkungen noch Spätfolgen.

Man könnte dies damit erklären, dass ein in der Natur vorkommendes,
d.h. ein von der Natur bereitgestelltes Hormon, nie isoliert vorkommt
– nie sozusagen als Hormon an sich existiert. Ein pflanzliches Hormon
befindet sich stets im Verbund mit anderen pflanzlichen Stoffen, zumindest im Verbund mit den Wirkstoffen eines bestimmten Pflanzenteils.
Bei genauer Betrachtung zeigt sich, dass ein pflanzliches Hormon sich
in üppigster Gesellschaft mit anderen Stoffen befindet, sei es mit Chlorophyll (dem grünen Pflanzenfarbstoff) oder mit anderen pflanzlichen
Begleitstoffen.

Dass solche Begleitstoffe wichtig sind, geht schon daraus hervor, dass
Chlorophyll beispielsweise als Parallelsubstanz zum roten Blutfarbstoff
Hämoglobin gilt. Beide Farbstoffe unterscheiden sich in ihrem mole-
kularen Aufbau lediglich durch ihr Zentralatom: Sie sind in der Spra-
che der Chemiker so genannte Chelate, wobei im Falle Chlorophyll das
Zentralatom aus Magnesium besteht, im Fall Hämoglobin aus Eisen.
Die restliche Molekülstruktur ist in beiden Fällen identisch. Wer glaubt,
dass dies völlig bedeutungslos sei, sollte sich Folgendes klarmachen:

Allem tierischen Leben geht pflanzliches Leben voraus.

Nicht nur in dem Sinne, dass es ohne pflanzliches Leben überhaupt
kein Leben gäbe, sondern in jenem anderen Sinn, dass die Jahrmillio-
nen während Entwicklung einstmals von Algen über Pilze, Moose, Bär-
lappgewächse, Farne und Nadelhölzer führte und irgendwann und ganz
allmählich winzige Urtiere hervorbrachte, Hohltiere, Würmer, Weich-
tiere, Krebse, Insekten, Stachelhäuter und wie das Viechzeug sonst noch
heißt. Das menschliche Leben – als Krone des tierischen Lebens – entstand sehr spät: aber immer im Verbund mit und als Folge von voraus-
gehenden Lebensformen, tierischen wie pflanzlichen.

Macht man sich diesen Entwicklungsgang klar, erscheint die Arroganz
absurd, mit welcher viele „moderne" Menschen auf Phytotherapeutika,
auf Pflanzen als Heilmittel, herabblicken, ganz so, als seien Pflanzen in
der Therapie nicht salonfähig, als müssten sich Pflanzen dafür entschul-

digen, dass sie ganz simpel auf dem Boden wachsen und nicht aus der Retortenküche einer Pharmafirma oder gar aus einem Genlabor stammen.

Das Gegenteil ist richtig. Aber so, wie sich manche Leute ihrer armen Verwandten schämen, so finden es manche Leute genierlich, simplen Pflanzen ihr gesundheitliches Wohl anzuvertrauen, als seien Pflanzen etwas Simples, Primitives und nicht in Wahrheit etwas Hochkompliziertes und Raffiniertes; als seien Pflanzen nicht Weltmeister in Architektur und Wasserführung, in Lichtverwertung und Energieerzeugung, in der Produktion von Farb- und Duftstoffen und – in der Konstruktion von Hormonen. Nein, es besteht kein Grund zu arroganter Verachtung pflanzlicher Heilmittel. Hat ein Prostata-Geplagter erst einmal erfahren, wie durchschlagend Pflanzenhormone ihm zu helfen vermögen, wird er künftig nur noch voller Hochachtung durch Wald und Flur streifen.

Der Hinweis auf die Parallele Chlorophyll – Hämoglobin ist auch deswegen wichtig, weil der Chlorophyllaufbau in der Pflanze (mit Magnesium als Zentralatom) nur bei Anwesenheit von genügend Eisen vonstatten geht, während umgekehrt die Bildung des Blutfarbstoffs mit dem Zentralatom Eisen nur in Anwesenheit von Magnesium ordnungsgemäß abläuft.

Man könnte lange nachsinnen über diese Verschränkung von Pflanzenfarbstoff und Blutfarbstoff, von Pflanze und Säugetier, Pflanze und Mensch. Doch überlassen wir das Nachdenken darüber vorläufig den Naturphilosophen.

Natürlich genügt es nicht, will man die Wirkmöglichkeiten einer Pflanze ins Bewusstsein heben, nur die Anwesenheit von Chlorophyll in Betracht zu ziehen. Mannfried Pahlow (Das große Buch der Heilpflanzen) erwähnt als wichtige Pflanzenbestandteile neben Vitaminen, Mineralien und Spurenelementen noch Alkaloide, die auch in geringsten Mengen die Heilwirkung einer Pflanze unterstützen können, oder Bitterstoffe und Scharfstoffe, wie sie z.B. Pfeffer und Ingwer enthalten. Auch Bittermittel und Scharfstoffe, so genannte Amara acria, können zur Gesamtwirkung eines pflanzlichen Heilmittels beitragen. Aber damit ist die Liste möglicher Mitwirker und Mitarbeiter im pflanzlichen Betrieb noch nicht erschöpft. Zur pflanzlichen Betriebsgruppe können beispielsweise auch ätherische Öle gehören, die nicht nur häufig entzündungswidrig wirken, sondern auch einen harntreibenden Effekt haben oder Krämpfe lösen und allgemein zur Stärkung beitragen können. Ferner erwähnt Pahlow als wichtigen Pflanzenbestandteil Flavone oder Flavonoide, die auf Kapillaren, Herztätigkeit und den Verdauungstrakt einwirken.

Diese unterstützenden Faktoren entfallen, wenn weder Flavonoide noch Vitamine noch Mineralien und Spurenelemente, noch Bitter- oder Scharfstoffe das gefragte Hormon begleiten, sondern wenn nichts als das „nackte", isolierte, künstliche Hormon vorhanden ist.

Kann die Wirkung so eines nackten, isolierten Hormons je und überhaupt den Wirkungen eines vergesellschafteten Pflanzenhormons gleichkommen? Können synthetische Hormone die Konkurrenz mit Pflanzenhormonen überhaupt je bestehen? Zumal mögliche andere pflanzliche Mitakteure noch gar nicht genannt sind, wie etwa Schleimstoffe, Glykoside oder Silikate (die wasserlösliche Form der Kieselsäure), die alle auf ihre Weise an der Gesamtwirkung einer Pflanze beteiligt sind, indem sie deren Wirkung unterstützen, intensivieren oder gar optimieren.

Ist die Annahme, dass Pflanzenhormone als Teil eines natürlichen Ganzen in einer heiklen Situation, wie sie eine wuchernde Prostata darstellt, nicht nur das erste, sondern das wichtigste Heilmittel überhaupt sind, allzu kühn?

Im nachfolgend geschilderten akuten Fall konnte ich bei der Entscheidung, ob und welche pflanzlichen Hormonlieferanten zu präferieren seien, nicht nur auf eigene langjährige experimentell erprobte Erfahrungen zurückgreifen, ich wusste mich zugleich in Gesellschaft respektabler Gewährsleute.

Zu diesen Gewährsleuten gehört nicht nur meine Großmutter, die über ein umfassendes volksmedizinisches Wissen verfügte, zu meinen Gewährsleuten gehören auch zwei Literaten, von denen am wenigsten zu erwarten wäre, sie könnten irgendetwas mit medizinischen Fragen zu tun haben: Es sind dies der österreichische Schriftsteller Peter Rosegger (1843–1918) und der französische Dichter François Villon (1431–ca. 1463). Rosegger erwähnt in einer seiner Waldbauernbub-Geschichten die verblüffende

Wirkung eines (weiblichen) Pflanzenhormons – selbstverständlich ohne Kenntnis des wissenschaftlichen Begriffs oder der zugrunde liegenden physiologischen Prozesse (vgl. das Kapitel: Phase I).

Auch Villon dürfte sich wohl kaum je mit medizinischen Fragen beschäftigt haben, wohl aber mit allen Facetten menschlichen Daseins. Er schrieb, nachdem er in Paris studiert und den Titel eines Magister artium erworben hatte und wegen Messerstecherei und anderer Delikte aus seiner geliebten Stadt verbannt worden war, unvergleichliche Verse über Liebe, Tod und Vergänglichkeit. In diesen Versen erwähnt er wie nebenbei die segensreiche Wirkung einer bestimmten Pflanze auf die so genannte Manneskraft (vgl. Kapitel: Phase II).

Ich vertraute Rosegger und Villon ungefähr so, wie einst Heinrich Schliemann den Gesängen Homers vertraut hatte, und mit diesem Vertrauen – entgegen den Erwartungen der gelehrten Welt – eben doch das versunkene Troja entdeckte. Im Frühsommer 1991 hieß mein Ziel: BPH – oder vielmehr: die Entdeckung ihrer Ursache und ihrer Heilung.

Offiziell ist die Ursache einer gutartigen Prostatawucherung, wie erwähnt, so wenig geklärt wie deren „natürlicher Verlauf" (Stuttgarter Zeitung, 25.11.1995). Auch mögliche Risikofaktoren gelten als nicht gesichert. Zwar gibt es auch in Sachen Risiko eine Reihe von Vermutungen, doch eine eindeutige Aussage wagen die Fachleute weltweit noch nicht. Zum Kreis der favorisierten Vermutungen zählen Herz-Kreislauf- und Gefäßerkrankungen, gemeinsam mit erhöhtem Blutdruck sowie ein erhöhter Cholesterinspiegel.

In der Tat: Der Verdacht liegt nahe, dass ein erhöhter Cholesterinspiegel mit der vergrößerten Prostata zu tun haben muss. Die Frage ist nur: inwiefern? Andererseits genügt es im realen Fall nicht, lediglich den Cholesterinspiegel zu senken und zu hoffen, davon lasse sich eine vergrößerte Prostata beeindrucken – oder gar besänftigen. Nein, eine Senkung des Cholesterinspiegels – mit welchen Mitteln auch immer – hat auf eine bereits vergrößerte Prostata so wenig Effekt wie – sagen wir, der Mehlvorrat im Schrank auf den Gugelhupf im Ofen. Denn auch nach Senkung ihres Cholesterinspiegels werden die Männer weiterhin mit erzwungener Geduld ihrem dünnen Harnstrahl zusehen und ohnmächtig warten müssen, bis ihre Blase sich geleert hat. Oder auch nicht. Denn ein gewisses Quantum (der so genannte Restharn) bleibt zurück, sobald die vergrößerte Prostata den Blasenausgang über ein bestimmtes Maß hochdrückt. Ist dieses Stadium erst einmal erreicht, erzwingt dies allstündlich den Gang zum Örtchen mit dem – vergeblichen – Versuch, die Blase zu entleeren.

Der *Anlass* ist zwar hinlänglich bekannt: eine vergrößerte Prostata. Sie verhindert die völlige Entleerung der Blase, sodass der häufige Entleerungsversuch die wirkliche Entleerung ersetzen muss. Die *Ursache* jedoch gilt als unbekannt: Denn was veranlasst die Prostata, sich zu vergrößern? Wo liegt der wahre Grund des Problems?

Wer den erhöhten Cholesterinspiegel für die Prostatawucherung mitverantwortlich macht, der zäumt das Pferd am Schwanz auf.

Die tiefer liegende Frage lautet: Was genau, wie *genau*, wie sehr hat Cholesterin mit der Prostata zu tun? Anders gefragt: Warum geht ein erhöhter oder gar hoher Cholesterinspiegel in aller Regel mit einer vergrößerten Vorsteherdrüse einher? Was hat das zu sagen? Oder anders: Was hat Cholesterin in der Prostata überhaupt zu suchen? Hat Cholesterin in der Prostata etwas zu suchen? Oder liegt die funktionelle Verknüpfung von Cholesterin und Prostata ganz woanders?

Erst wenn diese Fragen beantwortet sind, können Ursache und Wirkung in diesem verwickelten Prozess geschieden und unterschieden werden.

Die entscheidende Frage lautet: Wächst die Prostata, weil zu viel Cholesterin im Spiel ist, oder ist umgekehrt zu viel Cholesterin im Umlauf, weil die Prostata bereits größer geworden ist?

Cholesterin ist die Muttersubstanz aller Steroidhormone, zu welchen die Sexualhormone beiderlei Geschlechts, Androgene (männlich) wie Östrogene (weiblich), gehören, die alle aus Cholesterin gebildet werden.

Cholesterin entsteht in der Leber und in den endokrinen Drüsen (Drüsen mit innerer Sekretion von griechisch krino = scheide ab).

Cholesterin enthält 27 c-Atome (Silbernagl/Despopoulos), daraus entwickelt sich in mehreren Zwischenstufen die Ausgangssubstanz Pregnenolon mit 21 c-Atomen, aus diesem wird Progesteron mit unverändert 21 c-Atomen gebildet, aus welchem alle anderen Steroidhormone stammen: die Hormone der Nebennierenrinde (NNR) mit 21 C-Atomen; die männlichen Sexualhormone (Androgene) in den Hoden, in der NNR und im Ovar (Eierstock) mit 19 C-Atomen; die weiblichen Sexualhormone (Östrogene) mit 18 C-Atomen.

Die Ausgangssubstanzen dafür sind in allen Steroidhormondrüsen vorhanden. Die Entscheidung, welches Hormon wo produziert wird, hängt davon ab, welche Rezeptoren für die übergeordneten Hormone vorhanden sind und welche Enzyme dominieren, die die Aufgabe haben, an einem bestimmten C-Atom eine OH-Gruppe einzuführen (Silbernagl). Der Abbau der Steroidhormone findet hauptsächlich in der Leber statt – sofern diese voll funktionsfähig ist.

Sinkt jedoch beispielsweise die Testosteronproduktion, aus welchem Grund auch immer, so ist damit ein geringerer Verbrauch der Muttersubstanz Cholesterin verbunden, woraus folgt: Der Cholesterinspiegel steigt. Merke: Der Cholesterinspiegel steigt, sobald die Testosteronproduktion sinkt.

Anders gesagt: Der erhöhte Cholesterinspiegel ist schon die *Folge* einer verringerten Sexualhormonproduktion – nicht ihre Ursache. Dass diese Erhöhung des Cholesterinspiegels sich *relativ* unabhängig von der jeweiligen (größeren oder kleineren) äußeren (exogenen) Cholesterinzufuhr durch Nahrungsmittel einstellt (Eigelb, Hirn, Bries, Muscheln, tierische Fette etc.), sei nur am Rande vermerkt. Keine exogene Cholesterinzufuhr erreicht auch bei markanten Ernährungsfehlern das Quantum der körpereigenen (endogenen) Cholesterinproduktion. Eine gedrosselte Testosteronproduktion jedoch wirkt sich auf die Höhe des Cholesterinspiegels erheblich aus, etwa wie ein Bäckerstreik auf den Weizenvorrat in der Mühle – nämlich spürbar.

Bleibt festzuhalten: Jeder Prostatavergrößerung geht eine verringerte Testosteronproduktion und *daher* eine geringere Verbrauchsrate der Muttersubstanz Cholesterin voraus. Deshalb die Cholesterinerhöhung. Womit gesagt sein soll: Die Cholesterinhöhe verläuft mehr oder weniger parallel zur Produktionshöhe der Sexualhormone und damit auch zum Zustand der Prostata, gehört jedoch nicht zu den Verursachern einer Prostatavergrößerung. Genauer: Die Cholesterinhöhe könnte womöglich indirekt ein erster Indikator für die Tüchtigkeit und Aktualität der Prostatafunktion sein, dergestalt, dass einer verringerten Testosteronproduktion eine verringerte Hodenaktivität korrespondiert und dieser eine verringerte Prostataaktivität. Eine verringerte Prostataaktivität könnte – ganz allgemein – zu einer Prostatavergrößerung führen, ähnlich wie eine verringerte Schilddrüsenaktivität zur Vergrößerung einer Schilddrüse führen kann.

Eine träge und bereits vergrößerte Prostata lässt sich von einem auf welche Weise auch immer gesenkten Cholesterinspiegel nicht beeindrucken. Eine träge und vergrößerte Prostata bleibt wie sie ist: träge und vergrößert.

Das Problem einer Prostatavergrößerung liegt viel tiefer. Doch davon später.

So viel gilt als gesichert: Bei der gutartigen Prostatavergrößerung handelt es sich um eine echte Gewebezunahme der Drüse (Hyperplasie), früher Adenom genannt. Mit Adenom wird/wurde in der Medizinersprache eine gutartige Geschwulst bezeichnet, die vom Drüsenepithel ausgeht und eine relativ normale Histologie aufweist (Hackenberg). Im Unterschied zum gesunden Drüsengewebe gilt das Adenom als nicht beeinflussbar durch übergeordnete Steuerungsmechanismen (Hackenberg, Pathophysiologie – Pathobiochemie, Lehrbuch mit Einarbeitung der wichtigsten Prüfungsfakten, 9. Auflage 1991). Unter den übergeordneten Steuerungsmechanismen ist in erster Linie der Geschlechtshormon-Regelkreis zu verstehen, demgegenüber das Adenom sich nach Meinung der etablierten Medizin autonom (unabhängig) verhält. Diese Feststellung trifft den Sachverhalt, wie sich noch zeigen wird, nur zur Hälfte. Hackenbergs Analyse ist nur dann uneingeschränkt zuzustimmen, wenn mit den „übergeordneten Steuerungsmechanismen" ausschließlich körpereigene Geschlechtshormone und deren Regelkreis gemeint sind – nicht jedoch körperfremde, also von außen zuführbare Hormone, die ja ebenfalls als Steuerungselement dieses Mechanismus betrachtet werden können.

Bei der gutartigen Prostatavergrößerung vermehren sich weniger die Zellen des sekretproduzierenden Drüsenteils, sondern vermehrt die

Zellen des bindegewebigen mittleren Lappens, der u.a. die Sekretaus-
pressung aus der Drüse besorgt (Hartwig Bühlow, habilitierter Urologe
und Chefarzt einer urologischen Klinik, in: DER NATURARZT, Nr. 5, Mai
1998). Die Gewebevermehrung findet im inneren Bereich der Drüse
statt (in der periurethralen Zone), während der äußere Bereich kom-
primiert wird. Auch Bühlow vertritt die These, die Ursache der BPH sei
„letztlich" bis heute unklar. Bühlow vermutet, es handle sich um einen
sehr komplexen Vorgang, bei dem u.a. Alterungsvorgänge im männlichen Organismus, Verschiebungen im Hormonhaushalt (Androgene,
Östrogene), genetische Faktoren (familiäre Disposition) und auch die
Ernährung eine Rolle spielen oder zu spielen scheinen.
So zutreffend diese Feststellungen auch sein mögen, sie bleiben vage.
Richtig ist: Solange die Ursache der BPH (der gutartigen Prostatavergrößerung) unklar ist, so lange kann es weder eine sinnvolle Therapie noch
eine vernünftige Prophylaxe (Vorbeugung) geben.
Eine der ersten Folgen der Prostatavergrößerung ist die unvollständige
Blasenentleerung, d.h., nach dem Wasserlassen bleibt eine größere Harnmenge in der Blase zurück, der so genannte Restharn. Dieser Restharn
kann durch eindringende Darmbakterien infiziert werden, er kann zu
Blasensteinen führen, er kann über mehrere Jahre unmerklich zunehmen,
bis schließlich der Blaseninhalt dauernd ein bis zwei Liter beträgt, wobei
der überzählige Harn ununterbrochen abtropft, was in der Fachsprache
Überlauf-Inkontinenz genannt wird. Der Restharn birgt ferner das Risiko
eines akuten totalen Harnverhaltes, der dann auftritt, wenn sich die Blase
über den bestehenden Restharn hinaus in kurzer Zeit stark füllt, nicht
rechtzeitig entleert wird und die Harnblasenmuskulatur dadurch stark
überdehnt wird – Fachleute sprechen von „Stammtischverhalt" (Bühlow).
Nach offizieller Einschätzung ist dieser akute Harnverhalt ein drama-
tisches Ereignis, außerordentlich schmerzhaft und erfordert zur Entleerung der Blase immer einen Katheter oder eine Punktion (Bühlow). Es
wird sich zeigen, dass auch diese Einschätzung nur bedingt richtig ist.
Aufgrund der engen Nachbarschaft zu den Harnleitermündungen kann
eine BPH auch eine Abflussbehinderung in den *oberen* Harnwegen verursachen, welche dann auch die Nierenfunktion beeinträchtigt.

Begibt sich ein Mann mit BPH zum Arzt, steht im Vordergrund der körperlichen Untersuchung die Abtastung der Prostata mit dem Finger (Analuntersuchung), um die Größe des Organs ermitteln zu können. Zur weiteren Abklärung wird im Blutserum nach Harnstoff und Kreatinin gefahndet, neuerdings auch nach einem prostataspezifischen Antigen (abgekürzt PSA); schließlich werden mittels Ultraschall Nieren, Blase und Prostata erkundet, als Letztes wird die Restharnmenge bestimmt.

Zur genaueren Aufschlüsselung der Krankheitsgrade wird inzwischen ein – auch international üblicher – Fragebogen verwendet. Die Fragen beziehen sich auf die letzten vier Wochen, ihre Beantwortung wird gestaffelt bewertet wie folgt: von niemals (o) über: seltener als in einem von fünf Fällen (1); seltener als in der Hälfte der Fälle (2); circa in der Hälfte der Fälle (3); in mehr als der Hälfte der Fälle (4); fast immer (5). Die Fragen lauten:

1. Wie oft hatten Sie das Gefühl, dass Ihre Blase nach dem Wasserlassen nicht ganz entleert war?
2. Wie oft mussten Sie innerhalb von zwei Stunden ein zweites Mal Wasser lassen?
3. Wie oft mussten Sie beim Wasserlassen mehrmals aufhören und wieder neu beginnen?
4. Wie oft hatten Sie Schwierigkeiten, das Wasserlassen hinauszuzögern?
5. Wie oft hatten Sie einen schwachen Strahl beim Wasserlassen?
6. Wie oft mussten Sie pressen oder sich anstrengen, um mit dem Wasserlassen zu beginnen?
7. Wie oft sind Sie im Durchschnitt nachts aufgestanden, um Wasser zu lassen? (D.h. zwischen Zubettgehen und Aufstehen am Morgen)
8. Wie würden Sie sich fühlen, wenn sich Ihre jetzigen Symptome beim Wasserlassen künftig nicht mehr ändern?
   (zitiert nach Bühlow, in: Der Naturarzt 5/1998)

Die therapeutischen Möglichkeiten reichen vom beruhigenden Gespräch (Bühlow) und der Empfehlung, abzuwarten, über verschiedene medikamentöse Behandlungen bis hin zu operativen Eingriffen.

Ist die Summe aus den Fragen eins bis sieben nicht größer als sieben, kann das Gespräch ausreichen. Ist die Summe größer als 21, sollte zur Operation geraten werden. Zwischen diesen äußeren Enden der Behandlungsskala liegen die verschiedenen medikamentösen Therapiemöglichkeiten (Bühlow).

a. Bei **beginnenden** Symptomen werden sowohl von schulmedizinisch wie alternativ orientierten Urologen häufig Pflanzenpräparate verordnet (z.B. Kürbiskerne, Brennnesselwurzel, Schwarzpappel, Sägepalme, Roggenpollen oder eine Kombination daraus). Sie *können* die Anfangsbeschwerden lindern; ob sie die Weiterentwicklung einer vergrößerten Prostata verhindern, ist umstritten.

b. Bei **mittelgradigen** Beschwerden und nur **mäßig** vergrößerter Prostata (Summe aus den Fragen eins bis sieben größer als acht) empfehlen Schulmediziner wie Naturärzte so genannte Alpha-Rezeptorenblocker, die eine selektive Entspannung der Prostatamuskulatur bewirken, den Harnfluss verbessern (sollen) und die Harndrangsymptomatik lindern (sollen) – und zwar ohne nennenswerte Nebenwirkungen auf den Blutkreislauf. Allerdings: *Eine Rückbildung des Gewebes bewirken sie nicht* (Bühlow).

c. Bei **mittelgradigen** Beschwerden und **deutlich vergrößerter** Prostata gilt *Finasterid* als Mittel der Wahl. Finasterid ist ein Medikament, das als 5-Alpha-Reduktasehemmer in den Hormonstoffwechsel der Prostatazelle eingreift und zu einer Volumenverkleinerung des Organs führen *kann*. Es kann allerdings auch zu einer Störung des „sexuellen Reaktionsvermögens" kommen – gemeint sind Impotenz und/oder ein Ejakulationsverlust.

„Gute Erfahrungen" mit dem Wirkstoff Finasterid (enthalten in dem Medikament Proscar) werden aus den USA gemeldet (SPIEGEL, 28/1992), welches dort an eintausendsechshundertfünfundvierzig (1645) BPH-Patienten erprobt wurde. Der „signifikante medizinische Fortschritt" entpuppt sich im Klartext aber doch wieder als relativ bescheidener Erfolg:

Denn erst nach sechs bis 24 Monaten (!) Einnahme des Medikaments verkleinerte sich die vergrößerte Prostata lediglich bei einem Viertel der Versuchsteilnehmer, die Hälfte konstatierte einen nun wieder etwas *freier* (also nicht „frei") fließenden Harnstrahl; bei einem Viertel der Probanden verkleinerte sich *nach drei Jahren* Einnahme die Prostata um ca. 30 %, was – wie die Probanden mitteilen – eine „erhebliche Erleichterung beim Wasserlassen" bedeutet.

Doch dieser bescheidene Erfolg wird erkauft mit etlichen Nebenwirkungen (Potenzstörungen oder überhaupt Impotenz, sexueller Unlust, Verringerung der Ejakulatmenge). Und selbstverständlich ist eine Dauertherapie notwendig, denn nach Absetzen von Finasterid beginnt die Prostata alsbald wieder zu wachsen.

Finasterid zähmt die Prostata nicht auf Dauer. Finasterid beseitigt nicht die Ursache der Prostatavergrößerung, auch nicht die Vergrößerung selbst – das Mittel *reduziert* die Vergrößerung – in Maßen. Und auch das nur, solange Finasterid eingenommen wird. Denn die Wirkung der Alpha-Rezeptorenblocker und der 5-Alpha-Reduktasehemmer besteht darin, die Reaktionskette, die zum Wachstum der Prostata führt (oder führen könnte), zu unterbrechen, ohne dass der Kopf der Reaktionskette gepackt oder auch nur erkannt wäre.

Die Kosten dieser Therapie liegen nach Schätzungen dreimal höher als bei pflanzlichen Mitteln.

Dreimal höher: Das sind bei sechs Millionen Männern allein in der Bundesrepublik – schöne Aussichten auf schöne Geschäfte.

Fazit: Trotz der – offiziell – immer noch ungeklärten Ursache einer Prostatavergrößerung bieten die Schulmedizin wie auch alternativ orientierte Verfahren verschiedene Möglichkeiten einer „Behandlung" oder Milderung der Beschwerden an. Die „Heilung" einer groß gewordenen Prostata im strengen Wortsinn ist bisher weder schulmedizinisch noch naturmedizinisch möglich, nicht in Europa, nicht in den USA, weder mit neuen künstlichen, noch mit den altbekannten pflanzlichen Mitteln, auch wenn es immer wieder Männer gibt, die ihre Hoffnung auf diese Mittel setzen, insbesondere in der Frühphase ihres Leidens.

Zu den bekannten, im Frühstadium unterschiedlich bewährten Behandlungsformen zählt die Einschleusung des Wirkstoffs Beta-Sitosterin in den männlichen Organismus mithilfe bestimmter Pflanzen, die reich sind an dieser ringförmigen organischen Verbindung, wodurch eine gewisse Linderung der Symptomatik erreicht werden soll.

Beta-Sitosterin, wie der Wirkstoff offiziell heißt, findet sich in bestimmten Samen, Pollen und Wurzeln, in den bereits genannten Kürbiskernen, Roggenpollen, Brennnesselwurzeln und auch in den Wurzelknollen einer südafrikanischen Pflanze, die Anfang der 70er Jahre entdeckt wurde. Diese südafrikanische Pflanze zeichnet sich durch einen besonders großen Reichtum an Beta-Sitosterin aus. In den USA wird seit zwanzig Jahren eine Beta-Sitosterin-Studie wissenschaftlich begleitet, an welcher rund zweihundert Männer über 65 Jahren teilnehmen. Aber die Ergebnisse haben die Hoffnungen enttäuscht, denn sie blieben weit hinter den Erwartungen zurück: Auch nach mehrmonatiger Einnahme des Wurzelknollen-Mittels konstatierten die Teilnehmer lediglich einen „besseren Harnfluss" und – nach sechs Monaten Einnahme – eine Halbierung des so genannten Restharns.

Jeder Prostatiker weiß, was ein Restharn (engl. residual urine) ist: die nach Beendigung der Miktion (des Harnlassens) zurückbleibende Urinmenge. Als Ursachen einer Restharnbildung gelten Harnabflussbehinderungen unterschiedlicher Ätiologie (aitia = griech. Ursache), insbesondere jedoch die benigne Prostatahyperplasie (BPH).

Ein Restharn von bis zu 100 Millilitern gilt als Grenzwert, bis zu dem keine invasiven (eindringend, hier also: operativen) Methoden angewendet werden (müssen), sofern keine Rückstauungserscheinungen an Blase und Niere vorliegen oder andere Komplikationen.

Wenn nach sechsmonatiger Einnahme des afrikanischen Wurzelknollenmittels nur ein „verbesserter" Harnstrahl und lediglich die Halbierung des Restharns erzielt werden können, – bleibt dem Prostatiker nichts anderes als ein Schwebezustand zwischen Hoffen und Bangen. Fürwahr, kein allzu bejubelnswertes Ergebnis.

Dieses recht bescheidene Resultat wird auch von einer anderen Pflanze erreicht, die den Homöopathen unter den Medizinern altvertraut und im **Frühstadium** einer vergrößerten Prostata altbewährt ist: Es handelt sich um Sabal serrulatum, die bereits erwähnte mittelamerikanische Zwerg- oder Sägepalme, deren frische, reife Beeren ebenfalls den Wirkstoff Beta-Sitosterin enthalten und etlichen Prostatamitteln beigefügt sind. Zu Beginn einer BPH kann mit der Sägepalme ein gewisser Erfolg erzielt und für eine gewisse Zeit eine Verschlechterung des Zustands verhindert werden. Immerhin dies.

Das reichlich verspätete Getöse um die afrikanische Wurzelknolle findet seine Erklärung wohl darin, dass die etablierte Medizin nicht oder nur ungern zur Kenntnis nahm (und – nimmt?), was die Homöopathie an Erkenntnissen (längst) gewonnen hat. Aber gleichviel: Im **fortgeschrittenen Stadium** einer BPH vermag auch Sabal serrulatum so wenig auszurichten wie die afrikanische Wurzelknolle, nämlich wenig bis nichts.

In einem **späteren** Stadium der Prostatavergrößerung bleibt lege artis, – d.h. nach dem Gesetz der ärztlichen Kunst – nur die operative Entfernung des Wuchergewebes oder der ganzen Vorsteherdrüse, zum Beispiel bei akutem Harnverhalten, bei wiederkehrenden Harnwegsinfektionen, bei Blasensteinen, bei beginnender Niereninsuffizienz und bei Blutungen aus der Prostata. Hier muss gemäß den Empfehlungen der WHO die Operation der BPH dringend nahegelegt werden.

Zu den operativen Verfahren zählt in erster Linie die TURP = Transurethrale Prostataresektion, die heute als chirurgische Standardmethode gilt. Rund 90 % der operativen Eingriffe an der Prostata geschehen inzwischen mittels TURP. Das Verfahren besteht darin, dass eine erhitzte Drahtschlinge durch die Harnröhre eingeführt wird; mit der erhitzten Schlinge wird dann das überzählige Gewebe schichtweise abgeräumt. Andere Methoden arbeiten mit Laserstrahlen oder Mikrowellen, geleitet von der Grundüberlegung, ein Wuchergewebe durch Energiezufuhr abzuschmelzen. Die verschiedenen Überwärmungsverfahren unterscheiden sich lediglich in der Höhe der Temperatur und in der Art der Wärmeerzeugung, während die Varianten der Lasertherapie in der Art der Strahlung und der Einbringung der Sonden differieren.

Die Erweiterung der Harnröhre durch die so genannte Ballondilatation hält nur kurze Zeit vor, denn bei diesem Verfahren wird die vergrößerte

Drüse durch einen aufblasbaren Harnröhrenkatheter zusammengedrückt – was einem vergrößerten Organ nur bedingt Eindruck macht.

Die Vielfalt der Methoden zeigt, dass noch kein wirklich befriedigendes Verfahren gefunden wurde, keines, das alle Grundforderungen einer guten Therapie erfüllt: schnell – sicher – komplikationslos – dauerhaft.
Deshalb bleibt TURP unter schulmedizinischem Aspekt vorläufig wohl weiterhin die Standardmethode.
Zwei Formen einer Prostataerkrankung müssen im Rahmen dieser Untersuchung ausgespart bleiben: die Prostataentzündung (Prostatitis) und – Prostatakrebs.
Von Prostataentzündung werden im Lauf ihres Lebens rund 50 % aller Männer einmal befallen (Der Naturarzt, a.a.O.). Die Behandlung gilt als schwierig und langwierig und dauert meistens Monate.
Eine entzündete Prostata verursacht nicht nur quälende Schmerzen im Bereich des Organs, sondern auch Blasenentleerungsstörungen, Schmerzen bei der Ejakulation (beim Samenerguss), auch Beschwerden bei der Stuhlentleerung. Eine Prostataentzündung geht einher mit Fieber und Störungen im Allgemeinbefinden. Wenn auch statistisch gesehen die Hälfte aller Männer im Lauf ihres Lebens einmal mit Prostatitis zu tun hat, so bleibt bei 90 % aller Fälle der Infektionsweg unerkannt (Der Naturarzt, a.a.O.).Doch so viel scheint gewiss: Mehr als zwanzig Prozent der Prostatitisfälle werden durch Kolibakterien verursacht; eine kleinere Menge durch andere Darmbakterien (Enterokokken), einige Fälle entstehen abakteriell (d.h. ohne Bakterienbeteiligung); manchmal spielen auch andere Erreger eine Rolle, wie z.B. Trichomonaden oder Pilzsporen.
Die Identifizierung der Erreger ist schwierig. Zur Diagnostik wird die Prostata vom Mastdarm her mit dem Finger auf schmerzhafte Druckpunkte abgetastet, ergänzt wird der Befund durch eine Urinuntersuchung, durch eine Ultraschalluntersuchung von Blase und Prostata, eventuell auch durch eine Inspektion von Blase und Harnröhre (Urethrozystoskopie). Auch eine bakteriologische Untersuchung des – gewöhnlich Eiter enthaltenden – Prostasekrets wird in diesem Fall häufig durchgeführt.

Bei der Entstehung einer Prostatitis scheint die Frequenz der Ejakulationen eine bedeutende Rolle zu spielen (Der Naturarzt, a.a.O.). Aus Untersuchungen von US-Soldaten mit erkrankter Prostata ging hervor, dass die Beschwerden durch eine längere Trennung von der Ehefrau begünstigt wurden, während sie bei Wiederaufnahme des Geschlechtsverkehrs verschwanden. Eine Masturbation wurde eher als schmerzhaft empfunden und brachte nicht die gleiche Rekonvaleszenz (Der Naturarzt a.a.O.).

Auch Sportarten können eine Entzündung der Prostata begünstigen (langes Reiten, lange Fahrradtouren). Als Ursache gelten hier Durchblutungsstörungen, die durch eine Kompression der Gefäße im Dammbereich dank zu harter Sättel hervorgerufen werden. Reiter und Radfahrer sollten daher gepolsterte Sättel benutzen (Dorothea Allemann in: Der Naturarzt, a.a.O.).

Nach meinen Beobachtungen besteht eine weitere mögliche Infektionsquelle für Prostatitis in den so genannten Tauchbecken, die in öffentlichen Saunabetrieben zur Abkühlung zur Verfügung stehen. Da Kolibakterien, die aus dem Colon (Mastdarm) stammen, sich zuhauf am Darmausgang befinden, gehört kein großer Scharfsinn dazu, ganze Ansammlungen von Kolibakterien in solchen Tauchbecken zu vermuten, solange diese Tauchbecken nicht ebenso desinfiziert werden wie Schwimmbecken. Würden Saunierer statt des Tauchbeckens eine Schwallbrause zur Abkühlung benutzen, könnten möglicherweise zwanzig Prozent der Prostatitisfälle vermieden werden.

Vorbeugend gegen Prostatitis werden ferner empfohlen: ausreichend Schlaf, Stressvermeidung, Aktivierung des Immunsystems durch Sauna und Sport, Vermeiden von Infektionsquellen durch wechselnde Geschlechtspartner – und: ein regelmäßiges, erfülltes Sexualleben (Der Naturarzt, a.a.O.).

Noch eine Bemerkung zum Thema Prostatakrebs:
Neuerdings werden in den USA immer häufiger Fälle dieser lebensgefährlichen Erkrankung registriert. Medizinstatistiker sehen darin jedoch

keinen Grund zur Beunruhigung, sondern erkennen darin lediglich einen verbesserten Standard der Früherkennung (mittels Bluttest). Auch
in Deutschland ist der Test (PSA = prostataspezifisches Antigen) üblich.
Das Blut wird dabei u.a. auf eine erhöhte Konzentration eines bestimmten Enzyms und eines bestimmten Eiweißes untersucht, das von allen
Zellen der Prostata produziert und ins Blut abgegeben wird, auch von
den gesunden Zellen. Erheblich erhöhte Mengen von PSA gelten als
Hinweis für ein Karzinom – nach der einfachen Rechnung: mehr PSA
gleich mehr Gewebe, mehr Gewebe gleich Karzinom. Anschließend finden Folgeuntersuchungen statt, sei es durch Gewebeproben (Biopsie)
oder/und durch Ultraschalldiagnostik.

Bedauerlich ist, dass der PSA-Test keine eindeutige Aussage über „gut" oder
„böse" zulässt, und zwar aus mehreren Gründen. Zum einen liegt der Anteil der Fehldiagnosen bei rund zehn Prozent und mehr, zum anderen ist
der PSA-Test zur Früherkennung eines Prostatatumors nur begrenzt aussagefähig, weil ein „falsch positives" Ergebnis auch dann entsteht, wenn der
Patient vorher viel Fahrrad fuhr oder innerhalb der letzten 48 Stunden
der Liebe frönte (Dieter Hölzel, Leiter der Arbeitsgruppe Urologie im
Tumorregister München, zitiert nach DIE WOCHE v. 10.5.1996).

Die Vorgänge bei einer bösartigen Prostatawucherung sind prinzipiell
andere als bei einer gutartigen, denn bei einer bösartigen Prostatavergrößerung vermehren sich krebsig umprogrammierte, also letztlich körperfremde Zellen, während bei einer gutartigen Prostatavergrößerung
lediglich organspezifische, also körpereigene Zellen sich vermehren.

Eine bösartige (maligne) Prostatavergrößerung führte zum Beispiel bei
dem Schauspieler Telly Savalas, dem Musiker Frank Zappa und dem
französischen Staatspräsidenten Francois Mitterand zum Tode. Das Problem Prostatakrebs liegt jedoch außerhalb der Thematik dieses Buches.
Die folgenden Darlegungen beziehen sich ausschließlich auf die gutartige Prostatavergrößerung BPH.

Doch soll eine Besonderheit nicht unerwähnt bleiben, die so manchen
Mann vor unlösbare Fragen stellt: Aus dem im kleinen Becken gelegenen großen Nervengeflecht namens Plexus sacralis geht der Nervus

pudendus (Schamnerv) hervor, der unter anderem die Prostata versorgt. Die enge Vernetzung der Nerven liefert womöglich eine Erklärung dafür, weshalb es nach Störungen oder Eingriffen im kleinen Becken – wie etwa nach einer Leistenbruchoperation – nicht nur zu Störungen im Allgemeinbefinden kommt, sondern auch – und zwar massiv – zu Störungen in der Prostata. Mir sind etliche Fälle bekannt, in denen sich nach einer Leistenbruchoperation innerhalb weniger Monate eine gutartige Prostatawucherung entwickelte. Auch bei meinem Vater setzte das Prostatawachstum ein halbes Jahr nach der Leistenbruchoperation ein; nach weiteren sechs Monaten starb er an Urämie (Harnvergiftung des Blutes) – als Folge seiner übermäßig vergrößerten Prostata. Der Sachverhalt soll im Verlauf dieser Untersuchung näher beleuchtet werden.

Solange die Ursache von BPH nicht geklärt ist, gehen die bisherigen Behandlungsmethoden notwendigerweise am Kern des Problems vorbei. Sie leisten Schadensbegrenzung und Linderung – mehr nicht. Auch Hinweise auf eine sinnvolle Prophylaxe können kaum gegeben werden, denn Empfehlungen, was ein Mann tun oder lassen sollte, um eine – gutartige – Prostatavergrößerung zu vermeiden, setzen voraus, dass die eigentliche Ursache der Vergrößerung klipp und klar benannt wird. Doch über die Ursache des gutartigen Zellwachstums rätseln die Mediziner, seitdem es ältere Herren gibt (SPIEGEL, 28/1992).

Höchste Zeit also, dem Rätselraten ein Ende zu bereiten.

II. Der lange Weg zur Erkenntnis

1. Der Tod des Vaters

Mein Vater starb elend.

Er starb mutterseelenallein in einem süddeutschen Krankenhaus – Todesursache „Urämie": Harnvergiftung.

Der Zweiundsechzigjährige starb, weil sein Blut mit Harn tödlich überladen war. Er starb, weil die entgiftende Absonderung der Nieren seit langem, anstatt den Körper zu verlassen, sich zurückstaute, die Harnleiter hinauf bis in die Nieren, zurück ins Blut. Allzu lange schon hatte die übermäßig vergrößerte Prostata den naturgewollten Abfluss versperrt, über Wochen und Monate hin.

Dennoch kam sein Tod überraschend. Der Tod kam schnell, so plötzlich, dass die Ärzte keine Zeit oder keine Gelegenheit mehr fanden, die Angehörigen vom beginnenden Sterben zu unterrichten. Niemand hatte in jener Nacht mit dem Ableben meines Vaters gerechnet, weder die Ärzte noch die Stationsschwester noch die Nachtschwester. Beim Schichtwechsel am frühen Morgen fand das Personal den Mann – tot, mit aufgerissenem Mund und schreckensstarr geweiteten Augen.

Hatte die Nachtschwester den Schwerstkranken übersehen? Einfach vergessen? Gibt es das, einen hochgradig gefährdeten Patienten – einfach zu vergessen? Einfach sich selbst zu überlassen? In einem kommunalen Krankenhaus?

Morgens um sieben wurde der Ehefrau des Toten telefonisch mitgeteilt, ihr Mann sei in der vergangenen Nacht verstorben – wann genau konnte die Dame am Telefon nicht sagen, denn keiner wusste es. Immerhin wussten die Ärzte, woran der Mann mit Sicherheit *nicht* gestorben war: nicht an plötzlichem Herzversagen, nicht an einem Hirnschlag – nein, es handelte sich um eine Selbstvergiftung des Körpers, es ging um einen Tod wegen Verharnung des Blutes. Tod durch Urämie.

Aber stirbt einer dabei so schnell, so unbemerkt, dass der medizinische

Betreuungsapparat nicht mitkommt? Ist diese Art der Selbstvergiftung nicht vielmehr ein langsamer, ein sich allmählich steigernder Prozess? Und war es bei meinem Vater denn nicht klar abzusehen, was sich da entwickelte? Hätte man denn nicht mit schlichtester Routine eingreifen und das Verhängnis stoppen können?

Als mein Vater wenige Tage zuvor, an einem Donnerstagnachmittag, das Krankenhaus aufsuchte, wirkte er nicht wie ein Todgeweihter, im Gegenteil, er war bei Kräften, trug seinen Koffer selber, stieg die Stufen zur Abteilung hoch, ließ die manuelle Untersuchung als unvermeidliche Strapaze über sich ergehen und hoffte auf die befreiende Operation, wie Mutter berichtete.

Zuletzt hatten sich nur mit verzweifelter Geduld, nur mit Schütteln, Pressen, Drücken der widerspenstigen Blase ein paar Tropfen Harn entlocken lassen. Aber irgendwann war dann der Ausgang so weit verschlossen, verriegelt, versperrt, dass sich – wenn überhaupt – nur einige Tropfen Blut absonderten. Aber noch war der Mann bei Kräften, trug seinen Koffer selber, begab sich auf eigenen Füßen in die Abteilung, sprach mit den Ärzten, mit den Schwestern, an jenem Donnerstag, als er die Klinik aufsuchte.

Aber donnerstags durfte man sich damals offenbar nicht in dieses Krankenhaus begeben, nicht, wenn vor der Operation noch geröntgt werden musste. (Wozu bedurfte es überhaupt einer Röntgenaufnahme? Der Befund war doch klar und eindeutig genug!) Aber die Ärzte beschlossen: Röntgen! Nur waren an jenem Donnerstag die Röntgentermine bereits vergeben und so geschah an jenem Tag nach der ersten Untersuchung weiter nichts, auch eine Blutuntersuchung hielt man offenbar – noch – nicht für geboten. (Wieso nicht? Ist denn die Untersuchung des Blutes in einem solchen Fall nicht vordringlich?) Da auch für den folgenden Freitag die Röntgentermine bereits vergeben waren und Samstag/Sonntag sowieso nicht geröntgt wurde – (damals), teilte man den harnvergifteten Mann erst für den folgenden Montag zum Röntgen ein. In den drei Tagen bis dahin geschah nichts, kein Katheter wurde gesetzt, kein Kreatininspiegel ermittelt, kein Blutaustausch veranlasst – nichts. Die

Technik der Blutwäsche war damals noch so gut wie unbekannt. In kaum einem Krankenhaus war eine Dialyse möglich.

In der Nacht von Sonntag auf Montag fiel der Mann ins Koma. Jetzt erst, als mein Vater bereits ohne Bewusstsein lag, erfuhr ich telefonisch, dass und welches gesundheitliche Problem er überhaupt hatte. Man hat ihn bereits versehen, sagte meine Mutter am Telefon. Sollte heißen: Mein Vater hatte die letzte Ölung erhalten. Er war todgeweiht.

Ich wohnte damals hundert Kilometer von meinen Eltern entfernt, hatte zwei kleine Kinder und einen viel beschäftigten Ehemann, der in ein enges Terminkorsett gespannt war. Als Nicht-Autofahrerin – (damals) – sah ich meinen Vater, diesen bärenstarken Mann, unseren Häuptling, wie wir ihn nannten, nur ein paar Mal im Jahr. Über Gesundheitsprobleme sprach er nie, meine Mutter ebenso wenig. Dabei hatte sie ihn schon seit langem gedrängt, zum Arzt zu gehen, gleich als sie bemerkte, wie er sich quälte, quälen musste, wenn er sein Wasser loswerden wollte. Aber die Qual, so groß sie war, und die Angst, so heftig sie ihm zusetzte, wurden übertroffen von meines Vaters Scham, denn an dieser Stelle, an dieser heiklen, an dieser genierlichen Stelle im Körper hatte man nicht krank zu sein, da war noch nie einer in seiner Sippe krank gewesen – warum also er, bloß weil er nicht wie seine Brüder Bauer, sondern Lehrer geworden war? Immer und immer wieder schob er den Arztbesuch hinaus, bis statt Urin – nur noch einige Blutstropfen kamen, bis die Mutter nun, ohne ihn zu fragen, die Gemeindeschwester rief und diese ohne weitere Diskussion die Einlieferung ins Krankenhaus veranlasste. An jenem Donnerstagnachmittag.

Glücklicherweise war eine Nachbarin bereit, meine Kinder einen Tag zu hüten, so konnte ich sofort aufbrechen, um mit der Eisenbahn den Ort zu erreichen, an welchem mein Vater im Sterben lag.

Man hatte den Komatösen in ein Einzelzimmer verlegt. Das Zimmer war erfüllt von Uringestank. Der sterbende Mann lag mit geschlossenen Augen, leicht geöffnetem Mund, röchelnd, in seinem weißen Bett, auf einem Tischchen neben ihm ein einsames Kreuz zwischen zwei brennenden Kerzen. Damals, Anfang der sechziger Jahre, erhielten nicht die

Kranken eine Salbung, auf dass sie wieder gesund würden, sondern die Sterbenden eine letzte Ölung – gleichsam als Ausrüstung für die Reise ohne Wiederkehr.

Aber mein Vater sollte leben, ich wollte, dass er die Augen öffnete, wollte seine Stimme hören, wollte ihm etwas Ermunterndes sagen, wollte ihn bei Bewusstsein sehen, wollte ihn zurückholen von diesem Weg ohne Abschied – wollte die rettende Operation.

Die Ärzte jedoch erklärten den Mann in seinem jetzigen Zustand für nicht operabel, erachteten ihn nicht einmal für transportabel, in seinem jetzigen Zustand, wie sie sagten, wobei sie diesen Zustand für ziemlich unumkehrbar hielten. Ich aber nicht.

Mit meinen – (damals) – geringen medizinischen Kenntnissen wusste ich doch, dass eine Harnvergiftung des Blutes zwar zur Bewusstlosigkeit führt, dass aber – bei schnellem Handeln – das verlorene Bewusstsein zurückgeholt werden kann mittels Blutaustausch oder mittels Blutverdünnung durch eine geeignete Infusion. Drei Tage hatten die Ärzte ungenutzt verstreichen lassen – und jetzt wollten sie wieder nichts tun, wollten weiterhin bloß untätig zusehen?

Tatsächlich gelang es, die beiden Ärzte von der Richtigkeit und Dringlichkeit einer Infusion zu überzeugen, aber sie ließen sich damit erstaunlich viel Zeit. Als nach einer Stunde noch immer nichts geschehen war, erinnerte ich einen der Ärzte an meinen Vorschlag, den dieser lächelnd kommentierte: … eine Stunde früher oder später, darauf kommts nicht an. Wahrhaftig? Mir kam es auf jede Minute an! Endlich wurde die Infusion veranlasst. Und siehe da: langsam, ganz langsam öffnete mein Vater die Augen, erkannte mich, begrüßte mich, sprach mit mir. Und ich hoffte, hoffte rasend, ihn mithilfe dieser – oder mehrerer – Infusionen und dem inzwischen verordneten (und doch wohl korrekt sitzenden?) Dauerkatheter operabel machen zu können – und also zu retten.

Aber statt der Rettung kam einige Tage später frühmorgens der Anruf: verstorben. Irgendwann in der Nacht.

Man hatte die Infusion nicht wiederholt, der Dauerkatheter schien wirkungslos – oder die Nieren waren schon zu sehr geschädigt. Einzige Aktion: Man hatte das Bett des Todgeweihten vergittert. Offenbar hatte mein Vater versucht, Bett und Krankenhaus zu verlassen, weil er spürte, dass es in diesem Haus für ihn keine Rettung gab, vielleicht wollte er – kilometerweit – nach Hause laufen, um wenigstens daheim zu sterben. Sein Vater und seine Mutter waren daheim gestorben, in ihrem eigenen Bett, in ihrem eigenen Haus.

Er aber lag gefangen unter den eisernen Gittern, in einem fremden Haus in einer fremden Stadt. Und keiner aus der Familie in der Nähe.

Die Nachtdienst Tuenden hatten in jener Nacht nichts Aufregendes bemerkt an dem eingegitterten Mann. Hatten sie nach dem Schwerkranken überhaupt geschaut? Hatten sie ihn beim Kontrollgang einfach vergessen? Abgeschrieben? Hielt man ihn für rettungslos verloren und also keiner Aufmerksamkeit mehr für wert? Aber warum benachrichtigte man dann nicht die Angehörigen?

Früh am Morgen fand man ihn: die Augen aufgerissen, den Mund weit geöffnet, wie nach Luft ringend. Überraschend, hieß es – überraschend verstorben.

Überraschend?

Wie lange war er noch bei Bewusstsein, als es ans Sterben ging? Wie fühlte er sich, so allein, so verlassen, von allen im Stich gelassen? Weder Frau noch Töchter um ihn, keine Menschenseele, keiner, der mit ihm sprach, ihn tröstete, ihm die Hand hielt, ihm zu trinken gab, ihm Abschiedsworte sagte. Keiner. Niemand. Nichts. Nur Stäbe, nichts als Stäbe. Er – gefangen wie ein Tier im Käfig, nach Luft ringend, ausgeliefert dieser herabstürzenden Unwiderruflichkeit. Wer, wenn er schriee, hörte ihn denn in der Engel Ordnungen? – Mag er gedacht haben mit seinem Lieblingsdichter Rilke – wer hörte ihn denn, wenn er zu einem letzten Wort ansetzte? Besser, einen Schierlingsbecher trinken im Kreis erklärter Feinde, als so verenden.

Mich packten Wut und Verzweiflung.

Nicht noch einer, der mir lieb und teuer war, sollte so zugrunde gehn.

Ich schwor, schwor bei allen Heiligen, diese Krankheit zu erforschen, zu enträtseln, zu beherrschen. Es musste einen Weg geben, eine solche Katastrophe zu verhindern, es musste ein einfaches Verfahren geben, die Prostata zu zähmen, sie auf Normalmaß zurückzuzwingen. Diese vermutlich simple Gesetzmäßigkeit wollte ich finden. Keiner meiner Freunde sollte je an Prostatavergrößerung verrecken.

Aber als der Schmerz verebbte, als die gewöhnlichen Turbulenzen des Lebens zurückkehrten, verblasste der Schwur, bis ich ihn völlig vergaß, wie man ein Buch vergisst, das man einem guten Freund geliehen hat.

Doch dann, dreißig Jahre später, holte der Schwur mich wieder ein. Eines Abends im Frühsommer 1991 erschien ein naher Freund mit einem seit Tagen fast vollständig verschlossenen Harnweg. Nun galt es, den Schwur einzulösen und mich nicht mehr ablenken zu lassen.

2. Der akute Fall – Entdeckung der Therapie

Im Frühsommer des Jahres 1991, nachdem ich meinen Wohnsitz nach Köln verlegt hatte, klingelte es eines Abends stürmisch an der Tür. Ein guter Freund der Familie stand da, atemlos, nervös, verlangte mich dringend zu sprechen – sofort!

Mich? Wieso? Warum so dringend?

Der Mann sah krank aus, das Gesicht grau-bleich, gedunsen, die Augen klein wie Schlitze, darunter gewaltige Tränensäcke. Er fühle sich zum Platzen, sagte der Mann, obgleich er den ganzen Tag überhaupt nichts gegessen und so gut wie nichts getrunken habe.

Ohne Umstände forderte er mich auf, seinen geschwollenen Leib zu untersuchen. Die Schwellungen reichten vom Schambein bis zum Rippenbogen: alles voller Wasser. Der ganze Leib gespannt, gequollen, auch Hände und Arme gedunsen.

Die Ohren dröhnen, sagte er – unaufhörlich dröhnt es in den Ohren! Tag und Nacht! Seit einer Woche schon!

Für diesen Wassersack, diese gurgelnde Wassersäule zwischen Scham und Rippen, und für dieses Ohrengeräusch hatte ich zunächst keine Erklärung. Noch nie war mir ein Mann als wassergefüllter Riesenzylinder begegnet, noch nie einer mit Ohrgeräuschen.

Was war geschehen?

Schon längere Zeit habe er Probleme, sagte der Mann – Probleme ganz besonderer Art: beim Wasserlassen!

Seit Monaten war der Harnstrahl dünn und schlaff. Er ließ sich kaum mehr beeinflussen, nicht mit Schütteln, Pressen, Drücken, auch Geduld half wenig. Der Urologe hatte homöopathische Tropfen verordnet, die zunächst zu helfen schienen: Sabal serrulatum (Sägepalme, Fächerpalmengattung, ein altbekanntes Urologenmittel, s.o.). Ja, anfangs hätten die Tropfen geholfen, sagte unser Freund, denn es wurde immerhin nicht schlimmer. Und als es dann nach einiger Zeit doch schlimmer wurde, erhöhte der Mann einfach die Anzahl der Tropfen, nahm immer mehr Tropfen, nahm dreimal täglich die Tropfen, nahm die doppelte Anzahl, dann dreimal die dreifache Anzahl der Tropfen, dann eine tiefere Verdünnung, d.h. eine stärkere Konzentration des Stoffes, dann noch eine tiefere Verdünnung, bis er bei der tiefsten Verdünnung, bei der stärksten Konzentration von Sabal angelangt war: bei der so genannten Urtinktur. Und dennoch: keine Besserung! Im Gegenteil!

Genau vor einer Woche ging es los, sagte der Mann – ganz plötzlich! Ganz plötzlich ging die Harnmenge zurück – auf fast null! Es „lief" nichts mehr, sagte der Mann – trotz Sabal. Er sei erschrocken und habe angefangen, den Urin tropfengenau zu kontrollieren, indem er nicht mehr das WC, sondern einen Zahnbecher zum Urinieren benutzte. Er wollte exakt, tropfengenau wissen, wie viel oder wie wenig Flüssigkeit die Blase im Laufe eines Tages von sich gab. Kaum einen halben Becher voll, sagte der Mann, obgleich er dauernd reichlich trank, ja, mehr trank als sonst: morgens eine ganze Flasche Mineralwasser – einen halben Liter! – Danach zwei Tassen Kaffee – mindestens! Mittags, um endlich den Urin in Gang zu bringen, wie er hoffte, ein Glas Bier – oder auch zwei. Aber das Bier tat keine Wirkung. Und die Blase, so voll sie war, signalisierte nicht einmal den leisesten Harndrang, nicht die Spur eines Harndrangs! Als sei der zuständige Nerv betäubt oder tot. Nachmittags trank der Mann noch einmal einen halben Liter Mineralwasser, abends eine Halbe Bier vom Fass, zu welchem Zweck er eigens eine Gastwirtschaft aufsuchte. Danach ging er nach Hause, hoffend, nun sein Wasser loszuwerden, aber trotz Bier, Mineralwasser, Kaffee, trotz geduldigem Schütteln und Pressen kam der Harn gerade mal tröpfchenweise heraus, eine lächerlich kleine Menge, alles in allem ein Achtel Liter vielleicht, ein halber Zahnbecher voll – den ganzen Tag wohlgemerkt. Mehr gab die Blase nicht her. Und so seit einer Woche.

„Wo bleibt der Rest?", fragte der Freund böse, als trüge ich Schuld an seinem Elend. Dabei war deutlich zu sehen und zu fühlen, wo der Rest geblieben war. Mich wunderte, dass ihm nicht speiübel und schwindlig war, dass er die Strecke von Süddeutschland nach Köln überhaupt geschafft hatte, immerhin sechs Stunden Autofahrt.

Im Herbst werde ich mich wohl operieren lassen müssen, seufzte der Mann, was mich in dieser bedrohlichen Situation doch fast zum Lachen brachte. Im Herbst? Der Mann schien nicht bei Trost. Wir schrieben den 21. Mai und der Mann lag, wenn nicht bald etwas geschah, noch vor ultimo unter der Erde. War mein Vater damals nicht schneller gestorben, als alle Ärzte erwartet hatten?

Die ganze Zeit überlegte ich, wie ich den Mann überreden könnte, noch in dieser Nacht, möglichst sofort! – eine Klinik aufzusuchen und sich möglichst sofort! – operieren oder wenigstens seinen Zustand labortechnisch abklären zu lassen. Das Bild meines komatösen Vaters stand grausam deutlich vor mir. Aber dann, unvermittelt, stiegen Trotz und Zorn in mir hoch und ich spürte, wie ich mehr und mehr einverstanden war, als unser Freund sagte: In die Klinik? Jetzt? Kommt nicht in Frage! Er sei nicht fünfhundert Kilometer gefahren, um sich von mir in eine Klinik schicken zu lassen, er sei gekommen, damit ich mir etwas „ausdenke" und zwar sofort! Noch diese Nacht! Wer mit Neurodermitis fertig werde, der müsse auch – „sowas" schaffen.

Welche Logik! – „Sowas" war nicht die Folge eines simplen Vitaminmangels, kombiniert mit einer miserablen Darmtätigkeit – nein! „Sowas" war viel schwieriger, komplizierter, verwickelter. Diese Harnwegsblockade war undurchschaubar – zumindest in diesem Augenblick. In dieser Nacht. In dieser Stunde.

Der Mann litt an Dysurie, so hieß das offiziell. Er litt an einer massiven Blasenentleerungsstörung, wie sie typisch ist für eine massiv vergrößerte Prostata. So weit klar.

Aber ich hatte von dieser Drüse wenig Ahnung, ich wusste so gut wie nichts von diesem komischen Männerorgan unterhalb der Blase, wusste nur, dass ich keine Zeit zu verlieren hatte, keine Sekunde, wenn ich den Mann nicht dem Schicksal meines Vaters ausliefern wollte. Also verzichtete ich darauf, den Mann noch einmal zu überreden, das Problem labortechnisch klären zu lassen – es hätte nichts genützt, er war zu nichts zu bewegen. Er hatte Angst, in der Klinik sogleich unters Messer zu kommen, um dann womöglich nie mehr aufzuwachen. Ja, er habe Angst, sagte er, Angst zu sterben, er fühle den Tod nahen, sagte er, aber wenn ihm schon der Tod blühe, dann nicht in einer Klinik, bitteschön! Wieder tauchte das Bild meines sterbenden Vaters auf, der zwischen Gitterstäben sein Leben hatte aushauchen müssen. Und wieder stiegen Groll und Trotz in mir hoch.

Wir einigten uns darauf, diese eine Nacht noch dranzugeben, diese einzige Nacht, in der ich eine Lösung suchen sollte. Fand ich sie nicht, sollte es mir bis zum nächsten Morgen nicht gelungen sein, eine irgendwie einleuchtende, vernünftige Methode auszutüfteln – dann war der Mann in Gottes Namen bereit, einen Arzt aufzusuchen. Und ich war die Verantwortung los.

Wahrhaftig?

War ich die Verantwortung los? Hatte ich nicht vor langer Zeit – vor fast dreißig Jahren – geschworen: Keiner meiner Freunde sollte je an einer vergrößerten Prostata zugrunde gehen? Hatte ich nicht geschworen, mich intensiv um das Problem zu kümmern? Wollte ich nicht schon damals einen simplen, sicheren Weg finden, um das launische Männerding zu zähmen? Denn es musste einen einfachen Mechanismus geben, die geschwollene Drüse zu besänftigen. Davon war ich überzeugt.

Der Mann verlangte ein Bier, um es sich gleich darauf anders zu überlegen und das Bier abzulehnen. Er begab sich auf das Notbett, das wir ihm gerichtet hatten, schüttete aus einem Fläschchen viele, viele Tropfen, die er halblaut abzählte, in die hohle Hand und leckte die Flüssigkeit auf: Sabal serrulatum Urtinktur.

An diesen Tropfen hing noch immer seine verzweifelte Hoffnung, auch in dieser Nacht – wie schon seit Wochen und Monaten. Er habe, gestand er, in der letzten Zeit nachts immer wieder unmäßig zu diesem Sabal gegriffen, und nun halt auch noch in dieser Nacht – wenigstens so lange, bis mir eine Idee komme. Und wenn nicht, wenn mir bis zum nächsten Morgen nichts Gescheites einfalle, dann in Gottes Namen unterwerfe er sich dem Skalpell oder der Drahtschlinge oder den Strahlen oder sonst was.

Noch einmal nahm der Mann von den Tropfen, zwanzig, dreißig oder vierzig Tropfen. Sicherheitshalber, sagte er, nehme er jetzt doch lieber gleich fünfzig Tropfen. Fünfzig Tropfen Sabal! Als sei das irgendwie doch ein Zaubertrank, ein starker Retter in der Not.

Die Tropfen haben doch schon einmal geholfen, sagte er verzweifelt, warum helfen sie jetzt nicht mehr?

Seit einer Woche schon nahm er die Urtinktur, hatte die Tropfenzahl ständig gesteigert, hatte sie von Tag zu Tag erhöht, auch an diesem heißen Tag hatte er schon morgens eine Portion Sabal genommen, mittags noch einmal, er wusste nicht mehr, wie viele Tropfen es waren, geholfen hatten sie nicht.

Ja, ich wusste, diese Harnverhaltung war nicht das erste Prostataproblem, mit dem der Mann sich herumschlug. Vor zehn Jahren hatte er schon einmal heftige Schwierigkeiten mit dieser Drüse: Damals kämpfte er gegen eine Prostataentzündung.

Richtig: Damals haben die Tropfen geholfen – aber auch nur bedingt. Nur in den ersten Tagen halfen sie; die Entzündung wirklich beseitigen konnten sie auch da nicht. In Wahrheit haben die Tropfen schon damals enttäuscht. Zuletzt erwiesen sie sich schon vor zehn Jahren als völlig wirkungslos, was den Mann damals um so mehr verbitterte, als er diese Drüsenentzündung, diese schmerzhafte Prostatitis, nur seinem Leichtsinn zu verdanken hatte. Unser Freund hatte sich damals, vor zehn Jahren, angewöhnt, als sportlicher Mittdreißiger allwöchentlich eine öffentliche Sauna zu besuchen und die Schwitzerei stets mit einem

Bad im so genannten Tauchbecken zu beenden. An Warnungen hatte es nicht gefehlt, das allgemein zugängliche Tauchbecken zu meiden, da so ein Behälter eine wahre Brutstätte für Keime aller Art sein kann, insbesondere für Erreger von Infektionen im Urogenitalbereich – Stichwort Kolibakterien, Stichwort Trichomonaden. Doch der Mann schlug alle Bedenken in den Wind, begab sich allwöchentlich zum Gruppenschwitzen und stieg danach, statt sich unter die Schwallbrause zu stellen, beharrlich in die Kühlwanne. Nach wenigen Wochen erhielt er die Quittung: Unser Freund verspürte heftiges Brennen beim Wasserlassen und hatte Schmerzen bei der morgendlichen Darmentleerung. Der Urologe bescheinigte ihm eine saftige Prostataentzündung – eine Routinesache, wie es schien. Doch der Schein trog. Es begann eine einjährige mühselige Prozedur. Die Entzündung widerstand allen probaten Mitteln, egal, was der Urologe probierte – und er probierte viel, unter anderem auch Sabal serrulatum, die Sägepalme.

Als alles nichts half, griff der Mann schließlich auf Anraten seiner Lebensgefährtin zu einem ungewöhnlichen Mittel – einem Mittel aus *Maria Trebens* Schatzkästlein: Er trank Tee aus dem Kleinblütigen Weidenröschen. Tatsächlich verschaffte der Tee ihm eine gewisse Erleichterung; deshalb trank der Mann den Weidenröschen-Tee monatelang und fühlte sich, so erzählte er einmal, wie auf einer Gesundheitsinsel – nur eben gefangen auf der Insel. Irgendwann verlor er die Geduld und entschloss sich eines Tages zu einer wahrhaft radikalen Lösung – wieder angeregt durch Maria Trebens Gottes-Apotheke: Er griff zu den Schwedenbitter-Tropfen, tränkte einen großen Wattebausch mit der Kräutermixtur und fixierte diesen Schwedenbitter-feuchten Bausch zwischen After und Scrotum (Hodensack), indem er zu diesem Zweck in das Miederhöschen seiner Freundin schlüpfte.

Die Schweden-Tropfen rissen die zarte Haut im Dammbereich auf, aber die grausame Methode löste das Problem: Nach wenigen Anwendungen war die Entzündung beseitigt. Für immer. Einzige Bitternis im überschäumenden Glücksgefühl: Nicht nur die Prostataentzündung war verschwunden – auch seine langjährige Freundin hatte das Feld geräumt. Sie hatte offenbar unter dem einjährigen sexuellen Zwangsverzicht mehr gelitten als er und schenkte seinen Beteuerungen, so etwas werde nicht wieder geschehen, wenig Glauben. Alleingelassen sah der Mann sich allen guten und schlechten Gelegenheiten ausgesetzt und begann ein frei schwebendes Junggesellenleben mit wechselnden Partnerinnen und viel Alkohol, bis der Alkohol siegte und der Mann anfing, die „Wonnen der Enthaltsamkeit" zu preisen. Ohne Bedauern registrierte er, wie die Kraft seiner Lenden schwand und ihn kein Rock mehr anfocht.

So lebte er hin, stets versorgt mit Hochprozentigem und begleitet allenfalls von einer neuen allerbesten Freundin: einer teuren Fotokamera. Fortan vertiefte er sich nur noch in sein Whiskyglas oder – in die Farbnuancen eines Abendhimmels. Und glaubte sich ein für alle Mal jenseits von gut und böse. Kein Wölkchen trübte seinen Seelenfrieden, bis eines Tages im April die Blase störrisch wurde. Bis der Harnweg sich verschloss. Bis die Prostata rebellierte.

Was jeder Hund kann, konnte er nicht mehr. Immer länger verweilte er vor der Schüssel, um sein Wasser loszuwerden, ohne es je ganz loszuwerden. Die Kurve des Harnstrahls wurde flacher und immer flacher, der Strahl dünner und dünner und gedrillt, schmerzlos zwar, doch ärgerlich. Wieder suchte er den Urologen auf, wieder verordnete der Urologe die Tropfen aus der Sägepalme, was eine Weile zu helfen schien. Bis die Blase die Tropfen völlig ignorierte und er noch mehr von den Tropfen nahm, obwohl die Prostata sich total unbeeindruckt zeigte und er am Montag nach Pfingsten keinen anderen Rat mehr wusste, als die Fahrt nach Köln zu wagen.

Beunruhigend: Unser Freund war erheblich jünger als mein Vater damals, im Grunde war er als Mittvierziger viel zu jung für eine solche Sache. Das BPH-typische Alter liegt gewöhnlich jenseits der Fünfzig. Andererseits war unser Freund dank der (überstandenen) Prostatitis sozusagen doch ein alter „Prostatiker".

Es gibt Theorien, wonach der Körper nichts vergisst. Vergisst auch die Prostata nicht, was ihr je geschah? Bleibt einer Prostata ihre eigene Vergangenheit stets gegenwärtig?

Wir rekapitulieren:
Auch an diesem Morgen hatte unser Freund schon in aller Frühe eine gehörige Portion Sabal (Urtinktur) genommen, mittags wieder eine Portion, danach noch ein paar Mal, bei jedem Halt auf der Autobahn, er wusste nicht mehr, wie viele Tropfen es zusammengezählt waren. Geholfen hatten sie nicht, den ganzen Tag nicht, die ganzen letzten Tage nicht, die ganze letzte Woche nicht.
Trotzdem versuchte er jetzt wieder und noch einmal, ein letztes Mal! – mit den Tropfen die Prostata zu überreden, sich zurückzuziehen und den Harnweg freizugeben. Aber hier halfen keine Tropfen mehr, so viel war ersichtlich, und wenn der Mann das Fläschchen leer getrunken hätte. Hier halfen weder Tropfen noch half beten.

Der Abend war heiß, die Hitze wollte nicht weichen. Zu trinken lehnte der Mann ab, er wolle nichts mehr trinken, sagte er, nie mehr wolle er trinken – nie mehr! Keinen Tropfen werde er je wieder in seinem Leben trinken! Er platze, wenn er nur an Trinken denke, er wolle nur seine Blase leeren! Weiter habe er keinen Wunsch mehr in seinem Leben, nur endlich den verfluchten Harn loswerden!
Es schien, als seien seine Finger noch dicker geworden, seine Backen noch röter, die Augen schmal wie Schlitze.
Ich fühle mich einfach zum Platzen, wiederholte er – einfach zum Platzen. Dann, in jähem Entschluss, nahm er noch einmal eine Anzahl Tropfen, als stehe er unter einem Zwang.

Blieb die Frage: Warum hätte Sabal überhaupt helfen sollen? Und warum konnte es das nicht?

Sabal gilt bei anfänglicher Prostatavergrößerung als hilfreich, das ist bekannt – aber dieser Status war hier längst überschritten. Dennoch: Wa-

rum und wie und inwiefern hatten die Tropfen überhaupt – wenn auch
nur eine Zeit lang – die Prostata beeinflussen können? Enthält Sabal
Hormone? Wenn ja, welche? Oder welches?

Aber die Prostata ist keine Hormondrüse, sondern eine Sekretdrüse, sagt
das Lexikon. Die Prostata ist ein walnussgroßes drüsiges Organ, das die
männliche Harnröhre am Blasenausgang allseitig umschließt. Ihr Sekret
wird dem Sperma beigemischt, es ist wichtig für die Beweglichkeit und
Lebensfähigkeit der Samenfäden – sagt das Lexikon.

Heißt das: Die Prostata ist eine Sekretdrüse, die gleichwohl ein bestimmtes Hormon braucht, um ihr Sekret überhaupt produzieren zu
können? Heißt das: Die Prostata ist eine hormongesteuerte Sekretdrüse?
Mag sein. Aber selbst wenn. – Jetzt geht es nicht um eine ideale Sekretproduktion, sondern sozusagen um ein falsches Benehmen der Prostata
und darum, ihr dieses falsche Benehmen auszutreiben. Die Prostata tut
im Moment, was sie nicht soll; sie hat sich vergrößert und vergrößert
sich immer mehr, obgleich das nicht ihre Bestimmung ist. Obgleich
das ihrer Funktion widerspricht. Könnte es sein, dass die Prostata in einer bestimmten Situation wie in der jetzigen ein ganz anderes Hormon
braucht als sonst, wenn sie klein ist und walnussgroß, wenn sie ihr Sekret
produziert und den Harnweg nicht blockiert und also brav und folgsam
ist? Aber welches Hormon wäre das? Doch wohl genau das gegenteilige Hormon zu sonst, zu ihrem Normalzustand. Braucht die männliche
Drüse im Normalzustand ein männliches Hormon, so braucht sie jetzt
logischerweise ein weibliches, auch wenn es nicht einleuchtet, dass ein
männliches Organ je ein weibliches Hormon brauchen könnte. Aber so
scheint es zu sein. Das ist die Ausgangshypothese: Die männliche Drüse
Prostata braucht in einer bestimmten Situation ein weibliches Hormon.
Oder weibliche Hormone.

Hormone sind Signalgeber, das bekommt man schon in der Schule bei-
gebracht. Das Hormonsystem ist eine Art flüssiges Nervensystem, das
Impulse übermittelt, Signale setzt, Befehle erteilt – erklärte uns einst die
Biologielehrerin.

Welchen Befehl diese Prostata in diesem Augenblick braucht, ist klar:

ein Signal zur Rolle rückwärts, sozusagen. Nur: Welches Hormon erteilt einen solchen Befehl? Einen konträren Befehl? Konträr zur Normalsituation einer Prostata? Passend zu dieser Entartungssituation?

Gibt Sabal darüber Auskunft, welches Hormon eine Prostata braucht, die den Normzustand verlassen hat und sozusagen auf der Gegenfahrbahn unterwegs ist? Welche Hormone braucht sie jetzt, um wieder auf die richtige Seite zu wechseln? Ist eine vergrößerte Prostata (die Gutartigkeit der Vergrößerung einmal unterstellt) so etwas wie ein hormoneller Geisterfahrer? Was sagt uns Sabal, die Sägepalme?

Die anerkannten pflanzlichen Kombinationsmittel zur Beruhigung einer vergrößerten Prostata enthalten alle mehr oder weniger dasselbe: eine Mischung aus Kürbiskernen, Schwarzpappel (Populus nigra), Brennnesselkraut, Brennnesselwurzel und – Sabal serrulatum, die Sägepalme.

Die Wirkung der Schwarzpappel (Populus nigra) zum Beispiel ist: desinfizierend und adstringierend. – Adstringierend! Das heißt: zusammenziehend! Als käme es darauf an! Als könnte man eine vergrößerte Prostata dadurch verkleinern, dass man ihr „befiehlt", sich zusammenzuziehen! Was für ein Missverständnis! Es kann nicht darum gehen, eine größer gewordene Prostata durch irgendwelche Tricks zu verkleinern oder zusammenzuziehen, sondern nur darum, einer Prostata die Lust an der Vergrößerung zu nehmen – oder wenigstens den Anlass zur Vergrößerung. Aber worin besteht der Anlass? Warum will die Drüse mit einem Mal größer werden, obgleich sie von Natur aus nur walnussgroß ist? Was fällt ihr ein? Was will sie damit erreichen? Was sucht sie dabei? Warum plustert sie sich auf? Warum drängt sie sich nach vorn? Nein, nach hinten! Warum nach hinten? Und nach oben? Was tut sie genau? Und warum? Warum tut sie, was sie nicht soll? Grundlos tut sie's nicht. Und sie tut es trotz Sabal. Jetzt tut sie es sogar trotz Sabal. Sabal zum Trotz.

Die „normale", die „gesunde" Prostata ist per Sekretproduktion an der männlichen Sexualaktivität beteiligt. Frage: Kann ein Mann mit vergrößerter Prostata überhaupt sexuell aktiv sein? Geht das überhaupt? Man muss die Frage genauer fassen: Inwiefern ist die Prostata am Sexualakt normalerweise beteiligt? Ist sie es ganz – oder nur in Teilen? Ich werde die Bücher genauer befragen müssen. Sobald es still wird im Haus, sobald alle schlafen (oder sich schlafend stellen), werde ich alles, was an einschlägigen Veröffentlichungen im Schrank liegt, mir vornehmen, als gälte es, eine Prüfung vorzubereiten.

So viel ist sicher: Eine Zeit lang half Sabal. Und jetzt nicht mehr. Aber eine Weile hat Sabal die Prostata gebremst. Warum? Wieso war Sabal dazu in der Lage? Bevor dieser Zusammenhang nicht klar ist, ist gar nichts klar.

Über Sabal serrulatum gibt am besten Auskunft: *Julius Mezger, Gesichtete homöopathische Arzneimittellehre, 1988:*
… Sabal serrulatum, zu deutsch Sägepalme, gilt in der Homöopathie als altbewährtes Mittel bei Prostataerkrankungen, Harnverhaltung, Impotenz, bei Entzündungen von Prostata und Uterus (auch bei einer Entzündung der Gebärmutter? Wie das?), aber auch bei Unterentwicklung der Brüste. (Bitte? Bei Unterentwicklung der Brüste wird Sabal eingesetzt? Dann wäre Sabal hochgradig östrogenoid! Ein Mittel, das gegen Unterentwicklung der Brüste wirkt, muss eine geballte Ladung weiblicher Hormone besitzen, – aber weiter.) Sabal gilt als „homöopathischer Katheter" – allerdings nicht in der Endphase einer Prostatavergrößerung, Sabal ist geeignet bei Frühsymptomen, in den ersten Stadien einer Harnabflussbehinderung. Später, wenn die Pars prostatica der Harnröhre (das ist der Teil der Harnröhre, der innerhalb der Prostata verläuft) – bereits von Wuchergewebe ummauert ist, kann Sabal nicht mehr befriedigend wirken.
So weit der Mediziner und Homöopath Julius Mezger.

Heißt das: Die „Pars prostatica" der Harnröhre, also ihr von der Prostata umschlossener Teil, ist der Ort des Verhängnisses? Aber nein: Nicht die Harnröhre ist der Ort des Verhängnisses, auch nicht der Teil der Harnröhre, der durch die Prostata hindurchführt und die Prostata geradezu durchbohrt und „Pars prostatica" heißt, – nein, umgekehrt: Die Prostata gefährdet den „prostatischen Teil" der Harnröhre, indem sie die Harnröhre, genauer, indem sie den „prostatischen Teil" der Harnröhre zusammendrückt. Oder hochdrückt. Das tut sie mittels ihres Wuchergewebes. Dieses Wuchergewebe wird/wurde von Sabal eine Zeit lang gebändigt – aber eben nur eine Zeit lang.

Wie ist die Struktur der Drüse? Wie sind ihre Funktionsteile beschaffen? Wie kooperiert sie mit anderen Organen? Wie und inwiefern ist sie abhängig von anderen Organen? Wie sieht ihr Eingebettetsein in einem größeren Zusammenhang aus?
Wie sieht zum Beispiel das Zusammenspiel von Prostata und Harnröhre aus? Oder spielen die beiden gar nicht zusammen? Spielen ganz andere Organe zusammen? Welche Organe sind die Partner der Prostata? Ist die Vergrößerung der Prostata eine Art Aufschrei, hinüber zu den anderen Spielpartnern? Denn die Prostata scheint zu schreien, wenn sie sich vergrößert – oder etwa nicht? Wonach schreit sie? Wen oder was schreit sie an? Was will sie erreichen? Was will sie haben? Wonach verlangt es sie? Wonach dürstet sie?
Wir müssen es gründlich machen und uns den ganzen Geschlechts- und Harnapparat anschauen: Faller, Adolf, – Der Körper des Menschen, 1988. Wir nehmen zur Kenntnis:

Zum Harnapparat
(ja, so heißt das) gehören die beiden Nieren, die Nierenkelche, die Nierenbecken, die beiden Harnleiter (Ureter), die Harnblase und die Harnröhre (Urethra).
Die Aufgaben des Harnapparates sind: Ausscheidung und Regelung des Flüssigkeitshaushalts. Ferner: die Ausscheidung von Stoffwechselprodukten, d.h. die Ausscheidung von Harnstoff und Harnsäure. (Harnstoff ist das Abbauprodukt des Eiweißstoffwechsels; Harnsäure ist das Abbauprodukt der Nukleinsäuren.)
Ferner: Die Ausscheidung giftig wirkender Substanzen (z.B. Gift- und Arzneistoffe, die zuvor in der Leber umgebaut wurden und mittels Harnapparat in chemisch unwirksamer Form ausgeschieden werden).

Unter der „Regelung der Körperflüssigkeiten" ist zu verstehen: der Wasserhaushalt, das Gleichgewicht des Salzhaushalts (des so genannten Elektrolythaushalts), besonders das Gleichgewicht von Natrium- und Kaliumsalzen; ferner die Regelung des osmotischen Drucks (der Körperflüssigkeiten). Unter Osmose ist zu verstehen: Diffusion (Teilchenwanderung) durch eine Membran (Trennwand, Trennhaut) hindurch. Osmotischer Druck ist der Druck, der in den Körperzellen herrscht.
Hilft das weiter? Was wissen wir nun?
Für die Prostata: nichts von Belang – gar nichts.
Der Mann auf der Liege staut seinen Harn offensichtlich überall im Körper. Wie giftig ist dieser Harn? Wie und wo wird er gebildet? Und wie viel? Welche Menge fasst die Blase, ehe sie platzt?

Die Bildung des Harns
In 24 Stunden fließen etwa 1.500 Liter Blut durch die Nieren (eintausendfünfhundert Liter Blut pro Tag! Durch die Nieren!). Da der Mensch durchschnittlich sechs Liter Blut hat, wird sein Blut: 1.500 Liter geteilt durch 6 = 250 Mal in 24 Stunden durch die Nieren geschleust, das macht: Zweihundertfünfzigmal am Tag wird die gesamte Blutmenge gereinigt, wird 250 Mal in den Nieren gewaschen. Geschieht das überhaupt noch, wenn der Harn gestaut wird? Wenn der Harn in die Nieren rückgestaut wird? Wie können die Nieren da noch Blut hindurchschleusen? Das können sie vermutlich nicht mehr. Also wird das Blut unseres Freundes überhaupt nicht mehr gereinigt – statt 250 Mal täglich – gar nicht mehr! Also? Höchste Zeit, dass der Harn wieder fließt! Weiter!
Beim Erwachsenen werden in 24 Stunden 1 bis 1 1/2 Liter Urin gebildet. Die Farbe ist hellgelb bis dunkelgelb. Die chemische Reaktion ist leicht sauer (bei Pflanzenkost leicht alkalisch).

Zusammensetzung des Harns

Organische Substanzen:
Harnstoff 25–30 g pro Tag. Harnsäure 0,5–1 g pro Tag. Ferner: 2–3 g Kreatinin (so heißt das Abbauprodukt des Muskelstoffwechsels). Ferner:

ca. 0,7 g Hippursäure (organische Säure bei Pflanzenfressern, erstmalig von Justus v. Liebig (1803–1873) aus Pferdeharn isoliert, darum heißt das Ding Hippursäure, von griechisch hippos = Pferd, eine Art Pferde-Harnsäure).

Anorganische Substanzen:
Natrium, Kalium, Kalzium, Magnesium und Ammoniak werden als Salze ausgeschieden.

Farbstoffe:
Urochrom, ein Eiweißabbauprodukt, gibt dem Harn die normale Farbe. In kleinen Mengen wird auch Urobilinogen ausgeschieden, ein Abkömmling des Bilirubins (das ist ein Gallenfarbstoff, der aus dem Zerfall von Erythrozyten (roten Blutkörperchen) entsteht, genauer: aus dem frei werdenden Hämoglobin, dem Farbstoff in den roten Blutkörperchen). Etwa 95 % des Harns sind Wasser.

Das ist im Moment keine Beruhigung. Der 95 %ige Wasserharn staut sich im Augenblick in unserem Freund, der dadurch zu einem Riesenwasserzylinder geworden ist, welcher die Nieren blockiert und dabei ist, den Mann zum Platzen zu bringen.
Wir kommen der Sache noch immer nicht näher. Wie sieht das Entwässerungssystem des Menschen genauer aus?

Die Harnleiter (Ureter)

sind etwa 25 cm lang und münden an der Hinterseite der Blase (Aha! Jetzt Achtung! Es wird spannend!) –, wobei sie die Blasenwand schief durchsetzen – (die Harnleiter). Dadurch entsteht eine Art Druckverschluss, welcher eine Rückstauung nach oben verhindert (oder verhindern soll! Im Moment wird bei dem Mann auf dem Notbett nichts mehr verhindert). Gefahr der Rückstauung bei überdehnter Blase.
(Sag ich doch! Rückstau! Eben dies ist bei unserem Freund überdeutlich der Fall: Es gibt einen Rückstau – trotz der beiden schief ansetzenden Harnleiter!) Die allzu strapazierte und überdehnte Blase schiebt

den Harn rückwärts hoch, zurück in die Nieren. Wie lange hält die Blase so eine Überdehnung aus? Wann reißt die Blasenwand? Kam nicht der dänische Astronom Tycho de Brahe (1546–1601) einst zu Tode durch eine geplatzte Harnblase, weil der berühmte Mann während eines Festbanketts des guten Kaisers Rudolf II. sich genierte, vom kaiserlichen Tische aufzustehen und sich zu entfernen zum Zwecke der Entleerung seiner übervollen Blase? Tycho de Brahe: mutig in der Betrachtung des Sternenhimmels, ängstlich in Betracht des Kaisers? – Betrachten wir die Harnblase mutig und genau:

Die Harnblase

heißt Vesica urinaria und liegt im kleinen Becken. Nur bei stärkster Füllung steigt sie über die Schamfuge hinaus (das ist bei unserem Freund längst der Fall). Beim Manne befindet sich die Blase vor dem Rectum (Mastdarm) und liegt der Prostata auf (sie sitzt geradezu auf ihr drauf). Bei der Frau ist die Blase der Gebärmutter und der Scheide vorgelagert. Die normale Fassungskraft der Harnblase beträgt zwischen 150 und 500 Millilitern (das ist 1/2 Liter maximal). Bei stärkster Füllung kann sie einen Liter oder mehr enthalten (wie viel enthält sie bei unserem Freund im Moment? Und wie lange noch?).

Der Abfluss des Harns wird durch zwei Schließmuskeln gehemmt. (Aber nicht im Moment! Im Moment wird der Abfluss durch die Prostata gehemmt – und sonst durch gar nix!) – Weiter!

Der obere Ringmuskel

ist glattmuskelig und liegt am Blasenhals an. Er arbeitet selbsttätig (reflektorisch). (Und was ist, wenn der obere Ringmuskel gar nicht arbeitet oder nicht arbeiten kann oder nicht arbeiten muss, weil die Prostata den Blasenhals zusammendrückt? – Und damit gleichzeitig wohl auch den oberen Ringmuskel zusammenquetscht?)

Der untere Ringmuskel

ist quer gestreift, ist willkürlich zu beeinflussen. (Schön wär's! Der untere Ringmuskel ist nur dann zu beeinflussen, wenn weiter oben die Pars prostatica nicht zusammengedrückt wird! Der untere Ringmuskel wird betätigt, wenn man mit Kraft die Blase zu entleeren versucht – was die Männer mit Geduld und Teufels Gewalt probieren, wenn ihre Prostata bereits so groß geworden ist, dass das gar nicht mehr geht. Und alles Pressen nichts mehr nützt.) Weiter!

Unter dem Einfluss des Nervus sympathikus erschlafft die Blasenwand und der glatte (obere) Ringmuskel zieht sich zusammen (sofern er das noch kann) – und: Die Blase füllt sich.

Unter dem Einfluss des Nervus parasympathikus erschlafft der untere Ringmuskel, die Blasenwand kontrahiert (zieht sich zusammen) – und die Blase entleert sich. (Oder will sich entleeren, wenn sie könnte. Tut sie aber eben nicht!)

Der Entleerungsvorgang ist selbsttätig gesteuert, doch „können wir mithilfe des quer gestreiften Ringmuskels der Entleerung entgegenwirken", sagt das Buch. (Das können wir, wenn wir könnten! Dann könnten wir den Entleerungsvorgang verstärken und beschleunigen – sofern wir nicht an einer vergrößerten Prostata leiden. Der schlafende Mann auf dem Notbett kann das wohl schon lange nicht mehr).

Die Harnröhre (Urethra)

ist beim Manne circa 20 bis 25 cm lang.

Ihr erster Teil durchsetzt die Prostata (und heißt „Pars prostatica"), ihr zweiter Teil durchbohrt den Beckenboden, der dritte Abschnitt liegt im Innern des Harnröhrenschwellkörpers.

Es handelt sich beim Manne um eine kombinierte Harn-Samen-Röhre, die der gemeinsame Endabschnitt des Harn- wie des Geschlechtssystems ist. (Und die Prostata ist exakt die Verbindungsstelle zwischen Harn- und Geschlechtsapparat; und wir vermuten, der Endabschnitt des Harn- wie des Geschlechtssystems ist deshalb ein gemeinsamer, weil Mutter Natur in weiser Voraussicht mithilfe dieser Konstruktion sicherstellt, dass der Samenweg stets sauber bleibt, indem er mehrmals täglich – von Harn durchspült – gereinigt wird, wenigstens im Normalfall – wenn auch nicht im momentanen Prostatafall. Die Kombination von Harn- und Samenröhre ist ein naturgewolltes Hygieneprinzip – und nicht etwa die Folge einer höheren Schöpferironie, die auf diese Weise dem Menschen die Liebes-Romantik vergällen will.)

Da wir wieder einmal aufs Neue vorgeführt bekommen, wie intensiv beim Manne Harn- und Sexualsystem ineinandergreifen, müssen wir uns in Gottes Namen noch ausführlicher mit dem männlichen Geschlechtsapparat (das Ding heißt nun einmal: Apparat!) beschäftigen. Denn die Prostatavergrößerung *schafft* zwar ein Harn-(abfluss)-Problem, sie *ist* aber kein Harn-apparat-Problem. Die Prostatavergrößerung ist im weitesten Sinn ein Sexual-(apparat)-Problem. Aber was für eins?

Wie hängen Sexualität oder sexuelle Aktivität und Prostata zusammen? Das ist die Frage. Wieso fällt mir jetzt plötzlich die andere Frage ein: Gibt es eigentlich ein ähnliches Problem bei den Muselmanen? Leiden auch Moslems jenseits der Fünfzig an einer vergrößerten Prostata? Oder leiden sie nicht? Wenn nein: warum nicht? Die Frage müssen wir aufschieben. Vordringlich ist die Betrachtung des:

Männlichen Geschlechtsapparats

(Ein Apparat ist ein großes Gerät oder eine Vorrichtung oder eine Werkzeugsammlung – wir schweifen ab und wenn je Abschweifungen untersagt sind, dann in dieser Nacht, also weiter!).

Betrachten wir noch einmal die Zeichnung.

Zum männlichen Geschlechtsapparat gehören:

1. Die beiden Geschlechtsdrüsen (Hoden)
2. Die ableitenden Geschlechtswege (Nebenhoden, Samenleiter, Spritzgänge, Harn-Samen-Röhre). Ferner:
3. Die akzessorischen Geschlechtsdrüsen (sekretabsondernde Drüsen). Zu diesen zählen:
   a. Die Nebenhoden (Wie? Nebenhoden haben demnach eine Doppelfunktion: Sie sind „Geschlechtsdrüse" – und ableitender Geschlechtsweg zugleich!).
   b. Die beiden Bläschendrüsen

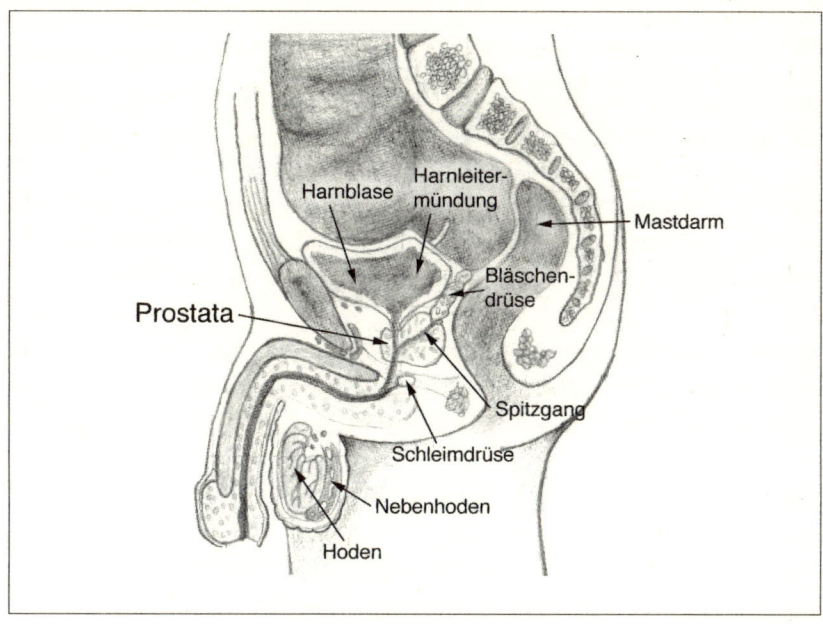

Das männliche Becken

c. Die beiden Bulbo-retral-Drüsen (oder auch Cowpersche Drüsen genannt, entsprechen den Bartholinschen Drüsen bei der Frau; es sind Schleimdrüsen, die in die männliche Harnröhre münden und benannt sind nach William Cowper, einem englischen Anatomen, welcher lebte von 1666–1709, was eigentlich ziemlich wurscht ist. Bulbös heißt: zwiebelartig, knollig – alles wohl kaum von Belang für ein Prostataproblem). Weiter!

Unpaarig angelegt ist die Vorsteherdrüse (auch Prostata genannt, von welcher kein Mann zweie hat, sondern immer nur eine. Wir kommen der Sache näher).

Zu den äußeren Geschlechtsorganen gehören:
1. Der Hodensack (Scrotum)
2. Das männliche Glied (Penis)

Die Hoden (Testes)

sind sowohl exokrine wie endokrine Drüsen (das heißt: nach außen wie nach innen absondernd), sie bilden die Samenzellen (Spermien) in den Hodenkanälchen sowie das männliche Geschlechtshormon Testosteron. (Es wird gebildet in den Leydigschen Zwischenzellen der Hoden; die biologisch aktive Form von Testosteron heißt 5-Alpha-Dihydrotestosteron und entsteht aus Testosteron durch Reduktion mittels eines Enzyms namens Reduktase, was eigentlich auch ziemlich wurscht ist.)

Erkenntnis: Nicht nur die Nebenhoden haben eine Doppelfunktion, sondern auch die Hoden: Sie bilden einerseits Samenzellen und andererseits ein Hormon. Konkret: Sie bilden die Spermien und das männliche Hormon Testosteron.

Aber es könnte sein, dass die Spermien nur dann gebildet, d.h. produziert werden, wenn und falls genügend Testosteron (oder 5-Alpha-Dihydrotestosteron) vorhanden ist, und das heißt: dass es gebildet wird oder gebildet wurde. Die Hoden geben sich also selber das Signal zur Samenproduktion? Je nachdem, ob sie Testosteron ausschütten oder auch nicht?

Im Alter nimmt die Spermienproduktion ab, weil und insofern die Testosteronproduktion abnimmt. Natürlich wird die Testosteronproduktion ihrerseits von einer übergeordneten Hormondrüse ferngesteuert (in diesem Fall von der Hirnanhangdrüse Hypophyse), wie ja Hormone ihrerseits überhaupt eine Art Fernsteuerung darstellen und selber jeweils einer Fernsteuerungshierarchie unterliegen. Irgendwie liegt hier das Problem vor Anker – aber ich durchschaue es noch nicht. Weiter.

Die Hoden sind pflaumengroße Organe in einer Hauttasche (und so weiter – nicht weiter wichtig. Und nun? Was wissen wir nun? Noch immer nichts wirklich Wichtiges.)

… in besonderen Reifevorgängen entstehen aus Ur-Samenzellen die Samenfäden. Bei diesem Reifevorgang wird der Chromosomensatz auf die Hälfte reduziert (haploider Chromosomensatz).

Achtung! Jetzt wird es spannend! Dieser *Reifevorgang* in den Nebenhoden ist ein offenbar permanent ablaufender Prozess – oder wenigstens ein in regelmäßigen Intervallen ablaufender Prozess. Könnte es sein, dass dieser regelmäßig ablaufende Prozess eine Signalwirkung auf die Prostata ausübt? Dergestalt, dass diese ihr Sekret nur dann produziert und bereitstellt, sofern dieses Signal der Nebenhoden an sie ergeht? Und könnte es sein, dass bei verminderter Samenreifung dieses Signal immer schwächer wird und dann ganz ausbleibt, was die Prostata gehörig irritieren muss, wenn sie sonst, d.h. „normal", auf das Signal „Samenreifung" hin konditioniert ist? Wenn sie auf dieses Signal sozusagen dauernd wartet? Oder warten muss? Ewig wartet sie nicht. Was tut sie, wenn ihr die Zeit zu lang wird? Ändert sie dann ihre Gestalt? Fängt sie dann an zu wuchern? Aus Protest? Aus Desorientierung?

Doch gilt auch: Ein schwächer werdendes Reifesignal setzt eine schwächere Samenfadenproduktion voraus. Eine schwächere Samenfadenproduktion setzt eine schwächere Testosteronproduktion voraus. Das heißt: insgesamt eine schwächere Hodenleistung und das in doppeltem Sinn: eine schwächere Leistung der Hoden sowie der Nebenhoden. Wohl ein üblicher Vorgang mit zunehmendem Alter.

Heißt das: Wir halten eventuell jetzt einen Zipfel des Zusammenhangs zwischen Alter bzw. männlichem Klimakterium und Prostatavergrößerung in der Hand? Indem zum Beispiel einer schwächeren Samenfadenproduktionsleistung eine schwächere Samenreifeleistung korrespondiert und diese schwächere Samenreifeleistung bedeutet eine schwächere Signalwirkung auf die Prostata, was eine Irritation der Prostata – ganz allgemein – bewirken muss, eine Irritation, die sich möglicherweise in einer Art Protest manifestiert, und dieser Protest nimmt womöglich die Gestalt – einer Wucherung an? Die Gestalt eines Adenoms? Einer gutartig vergrößerten Prostata, einer benignen Prostatahyperplasie, bekannt als BPH? Mal sehn, weiter!

Die Nebenhoden (Epididymis)

liegen jeweils dem oberen Pol des Hodens an. Ihre Kanälchen befördern die unreifen Samenfäden weiter und sondern dabei Reifungsstoffe ab. (*Reifungsstoffe!* Wieder ein Signal an die Prostata?)

… während der Wanderung durch den Nebenhodengang erlangen die Samenfäden ihre volle Reife. Im Nebenhodenschweif werden sie gespeichert, wobei die saure Reaktion des Nebenhodensekrets und der Mangel an Sauerstoff die Samenfäden stilllegen. (Eine Stilllegung mit Signalwirkung?) Beim Samenerguss (Ejakulation) werden die Samenfäden durch die Zusammenziehung der glatten Muskulatur des Nebenhodenganges aus dem Nebenhodenschweif ausgetrieben.

Wie viele Funktionen haben die Nebenhoden also insgesamt?
1. Weiterbefördern der unreifen Samenfäden
2. Absondern von Reifungsstoffen
3. Ausreifung der Samenfäden
4. Speicherung und Stilllegung der Samenfäden
5. Austreiben der reifen Samenfäden bei der Ejakulation (Samenerguss)

Eine ganze Menge Funktionen für so kleine Dinger!

Die letztgenannte Funktion, das Austreiben der Samenzellen, dürfte wohl kein Signal für die Prostata sein, dafür wäre es jetzt zu spät – so kurz vor der Passage der Samenfäden durch die Prostata hindurch muss die Vorbereitung oder Inszenierung der Aktion längst abgeschlossen sein, da muss die Statisterie längst auf dem Posten stehen: Das Prostatasekret wird ja wohl nicht gerade mal ad hoc im letzten Augenblick produziert, sondern dauernd, nämlich während der *Reifevorgänge* in den Nebenhoden, wobei – wie gehört – spezifische *Reifungsstoffe* produziert werden, welche – Signale abgeben an die wartende Prostata, auf dass diese ihr Sekret produziert – möglichst reichlich und ein bisschen auf Vorrat, denn die große Menge des Sekrets entsteht wohl nicht im Galopp, z.B. während einer Erektion? Handelt es sich bei der Ejakulation (beim Samenerguss) überhaupt womöglich um eine andere Qualität von Signal, sozusagen um ein Akutsignal – im Unterschied zum Dauersignal der Nebenhoden? Dann gäbe es einerseits ein Akutsignal – im Unterschied zum Ruhesignal während der Reifung? Und der Adressat wäre jedes Mal die Prostata? Weiter!

Die beiden Samenleiter (Ductus deferentes)
folgen auf den Nebenhodenschweif, sie (die Samenleiter) steigen zum
Leistenkanal auf. (Achtung! Leistenkanal und Samenleiter kommen sich
beträchtlich nahe. – Könnte das zu Irritationen führen im Falle eines
– Leistenbruchs? Noch mehr im Falle einer – Leistenbruchoperation?
– Die Anatomie legt die Vermutung nahe.)
… Die Samenleiter laufen seitlich an der Harnblase vorbei, kommen zwischen Harnleiter und Blasenrückwand zu liegen und nehmen, bevor sie in
die Prostata eindringen, jeweils den Ausführungsgang der Bläschendrüse
auf.
Der Leistenkanal, den die Samenleiter durchqueren, liegt räumlich gesehen, dem Sexualgeschehen – und damit auch dem Sexual-Signalge-
schehen – eng benachbart: Das könnte bei und nach einer Leistenope-
ration zu gewissen Störungen im Sinne einer falschen oder verfälschten
oder abgeschwächten Signalgebung an die Prostata führen. Hatte nicht
auch mein Vater ein halbes Jahr vor dem ersten Prostataproblem und ein
Jahr vor der Prostatakatastrophe eine Leistenbruchoperation? Und hörte
ich nicht Ähnliches von anderen Männern, deren Prostata nach einer
Leistenbruchoperation zu wuchern begann? Aber unser Mann auf dem
Notbett hat noch keine Leistenbruchoperation hinter sich und auch keinen Leistenbruch bis jetzt – und trotzdem wuchert seine Prostata und
quetscht den Harnweg zusammen. Weiter.

Die Spritzgänge (Ductus ejaculatorii)
bilden die Fortsetzung der Samenleiter im Innern der Prostata. Sie enden mit schlitzförmigen Öffnungen auf dem Samenhügelchen (genau
inmitten der Drüse), um welches die feinen Mündungen der Prostatadrüsen (Prostatadrüsen? Also die Drüsen der Drüse?) liegen, deren Sekret gleichzeitig mit dem Austreten (bzw. mit dem Eintreten) der Samenflüssigkeit in die Harnröhre entleert wird. (Auch hier ein Signal?
Wohl nicht. Wenn die Entleerung des Prostatasekrets zeitgleich mit dem
Eintreten der Samenflüssigkeit in die kombinierte Samen-Harn-Röhre
geschieht, müssen Signal und Start der Prostatasekret*entleerung* längst
vorher erfolgt sein, das Signal für die Sekret*produktion* sowieso.)

Vom Blasenhals bis zur Spitze der Eichel haben Harnsystem und der männliche Geschlechtsapparat eine gemeinsame Strecke: die Harn-Samen-Röhre (Urethra – oder auch Samen-Harn-Röhre; das hörten wir bereits und wir wissen auch, warum das so ist.)

Die Harn-Samen-Röhre liegt zunächst innerhalb der Prostata als „Pars prostatica", dringt durch den Beckenboden und liegt schließlich innerhalb des männlichen Glieds. (Ja, schon! Die Pars prostatica ist der Ort des Übels, aber nicht die Ursache des Übels! – Was folgt aus alledem? Noch nichts von Bedeutung.)

Zu den akzessorischen Geschlechtsdrüsen des Mannes gehören die Bläschendrüsen und die Prostata. Sie alle (alle drei: zwei Bläschendrüsen plus eine Prostata) – sie sondern ein alkalisches Sekret ab, das die Beweglichkeit der ruhig gestellten Samenfäden entfacht.

(Aha! Hier wird etwas „entfacht"! Also gesteuert, also mittels Signal in Gang gesetzt. Die Signalstruktur des Geschlechtsapparats scheint überhaupt das Wichtigste zu sein, der springende Punkt sozusagen.) Weiter!

Die Prostata

ist aus verschiedenen Lappen aufgebaut (aus Lappen!), im vorgerückten Alter kommt es verhältnismäßig häufig zu einer Hypertrophie des Mittellappens.

Prostatahypertrophie, so hieß das früher, der Begriff ist veraltet, heute heißt das: Prostatahyperplasie oder abgekürzt bph, denn „hypertroph", d.h. überernährt, ist die Prostata keineswegs, wenn sie sich vergrößert. Sie schwillt an, ja, aber nicht, weil sie überfüttert wäre (oder sich überfressen hätte – womit denn?), sondern weil sie – die Orientierung verloren hat, sie schwillt an, weil sie protestiert, und sie protestiert, indem sie anschwillt, indem sie sich aufplustert und sich wichtig macht. Die wuchernde Prostata schreit – wir wissen nur noch nicht genau, weshalb sie schreit und wonach sie genau schreit, aber interessant ist doch, dass offenbar nur der Mittellappen an diesem Schreien beteiligt ist, dass nur der Mittellappen das Problem schafft – oder ein Problem hat – nur welches? Weiter!

Dadurch, – durch die so genannte Hypertrophie oder auch Vergröße-rung des Mittellappens – kann der Blasenausgang völlig verschlossen werden, es kommt zur Überfüllung der Blase und zur Rückstauung des Urins in die Nieren.

(Bitteschön, da wären wir, das genau war das Problem bei meinem ar-men Vater und das genau ist das Problem unseres geplagten Sabal-ser-rulatum-abgefüllten Freundes: Es ist der Mittellappen, der sich empört oder protestiert – ja, ich weiß, eine Drüse hat keine Gefühle und empört sich nicht, aber immerhin tut sie so, als ob – also tun wir auch so, als ob; schließlich vergrößert sich auch die Schilddrüse, wenn sie zu wenig – oder zu viel – Jod bekommt. Was heißt das? Es heißt zweifellos: Die Schilddrüse tut ihren Protest kund (gegen zu wenig Jod) mittels Ver-größerung ihres Umfangs, in der Hoffnung (naja, Hoffnung), dadurch entweder mehr Jod zu bekommen und mehr Jod anlagern zu können, wenn sie Mangel daran hat, sozusagen in vorauseilender Hoffnung, oder aber, wenn sie tatsächlich zu viel Jod kriegt, um durch die Vergrößerung Platz zu schaffen für die Anlagerung. Eine Schilddrüsenvergrößerung ist in jedem Fall die Reaktion auf eine Störung des normalen Schilddrü-senalltags – warum soll man das nicht als Protest interpretieren dürfen? Und könnte es nicht auch bei der Prostata so sein, dass sie, wenn sie sich vergrößert, im Grunde genommen – protestiert, weil ihr die Normalität abhanden kam? Und was wäre ihre Normalität? Doch wohl die Produk-tion von Sekret. Genauer: die signalgesteuerte Produktion von Sekret. Dass die Prostata außerdem kurz vor dem Samenerguss eine Kontrak-tion des oberen Blasenschließmuskels bewirkt, zeigt wiederum die enge Verflechtung von Prostata und Blase. Zweck und Absicht dieses Schlie-ßens des Blasenschließmuskels ist:

1. Den Ausstoß von Urin zusammen mit der Samenflüssigkeit zu ver-hindern.
2. Den Rückfluss von Samenflüssigkeit in die Blase zu unterbinden.

Die Prostata übt also eine Pförtnerfunktion aus hinsichtlich der Blase. Das dürfte zwar für unser Problem nicht entscheidend sein, der Mecha-nismus zeigt aber die enge Signalverflechtung von Prostata und Blase.

Wie sieht die Parallele beim weiblichen Geschlechtsapparat aus – falls es eine Parallele gibt?

Zum weiblichen Geschlechtsapparat gehören:
1. Die beiden Eierstöcke (Ovarien) und
2. die ableitenden Geschlechtswege, das sind: Eileiter (Tubae), Gebärmutter (Uterus) und Scheide (Vagina).

Ferner: die akzessorischen Geschlechtsdrüsen
(ähnlich wie beim Mann! Auch er hat akzessorische Geschlechtsdrüsen!)
– es sind:
Gebärmutterdrüsen und Vestibulardrüsen (oder auch Bartholinsche Drüsen genannt); ferner die äußeren Geschlechtsorgane – und so weiter und so weiter.

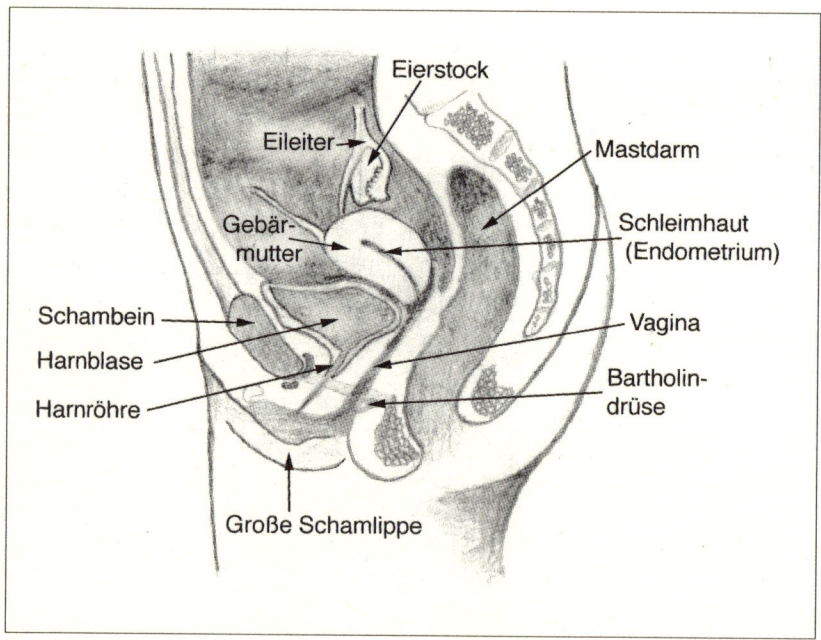

Das weibliche Becken

Hier interessieren nur die inneren weiblichen Geschlechtsorgane und ihre eventuelle Parallelität zu jenen unseres inzwischen tief schlafenden Freundes. (Oder schläft er gar nicht und stellt sich nur so, um mich nicht zu stören? Denn wie könnte einer tief schlafen – angefüllt mit tausend Nierengiften, die der Körper ums Verrecken nicht auswirft??)

Die Ovarien

sind sowohl exokrine wie endokrine Drüsen –

(Halt, schon wieder eine Parallele: Das hatten wir schon mal bei den Hoden: exokrin und endokrin, das könnte ein Hinweis auf eine Parallele sein, aber warten wir ab.)

Sie (die Ovarien) bilden in den Eibläschen (Follikeln) die Eizellen. (Bitte? Wieso? Die Eizellen werden doch nicht dauernd „gebildet", sondern nur – ausgereift – ganz im Unterschied zu den Samenzellen, die laufend gebildet werden – das lernten wir schon in der Schule, Herr Professor!)

Das Klinische Wörterbuch Pschyrembel (Ausgabe 1977) weiß es auch: Die Eizellen liegen als weibliche Keimzellen in der Rindenschicht des Eierstocks (und zwar schon bei der Geburt eines Mädchens!)

… von den etwa 400.000 bereits bei der Geburt angelegten Eizellen *reifen* im Lauf des Lebens circa 380 Eizellen heran, vom Primärfollikel über den Sekundärfollikel zum (sprungreifen) Tertiärfollikel. Von den 400.000 Ei-Keimzellen, mit denen ein Mädchen bereits auf die Welt kommt, sind mithin mehr als 399.600 Eizellen nur Reserve, sind ein riesiges Reservoir. In runden Zahlen gerechnet sind es (400 von 400.000 Eizellen) gerade mal eine Promille Eizellen, die nach dem Plan der Natur Verwendung finden. Welch eine gigantische Verschwendung! Wie viele Genies werden nicht geboren, weil die große Masse der Eizellen gar nicht ausreift! Aber auch: Wie viele Schurken bleiben der Welt erspart. Weiter! Keine Ablenkung!

Das Ovar ist ein pflaumengroßes Organ. (Als „pflaumengroß" werden auch die Hoden bezeichnet – eine deutliche Entsprechung!)

– Das Ovar ist paarig angelegt (genau wie die Hoden).

… Die beiden Ovarien sind aufgehängt unterhalb der Eileiter (Tuben) in einer schmalen Bauchfelltasche. Zu unterscheiden ist zwischen der *generativen und der vegetativen Funktion* der Ovarien.

(Aha! Genau das Gleiche gilt auch für die Hoden! Auch die Hoden haben diese Doppelfunktion von „generativ" und „vegetativ" – das muss etwas zu bedeuten haben!)

Bei den Ovarien versteht man unter **generativer** Funktion: die Follikelreifung. Ein Follikel ist das die Keim-Eizelle oder Ei-Keimzelle enthaltende Bläschen. Dieses Bläschen reift heran und zugleich die Keim-Eizelle innerhalb des Bläschens. (Geschieht das etwa nicht genau entsprechend der Samenzellreifung in den Nebenhoden? Und auch mit entsprechender Signalwirkung? – Im Falle der Follikel (in den Ovarien) auf die Gebärmutter? Im Falle der Samenzellen auf – die Prostata? Genauer: auf ihre Außenlappen!)

Unter **vegetativer** Funktion versteht man: Follikelsprung und Gelbkörperbildung.

(Das heißt: Eisprung und Umwandlung des Follikels in den so genannten Gelbkörper; produziert werden von diesem Gelbkörper, auch genannt Corpus luteum, dann Östrogene und Gestagene – beide im Plural genannt!)

Wirkung der Östrogene (Plural!)

PROLIFERATIONSPHASE des Endometriums
(Endometrium ist die Schleimhaut der Gebärmutter, also die innere Auskleidung der Gebärmutter).

Ferner: Wachstum der weiblichen Geschlechtsorgane sowie die Entwicklung der sekundären Geschlechtsmerkmale.

(Warum werden in einem Lehrbuch die Dinge derart durcheinander geworfen! Beim „Entwickeln und Wachsen" der weiblichen Geschlechtsorgane handelt es sich um Prozesse, die vor und während der Pubertät ablaufen; danach, d.h. nach der Pubertät, handelt es sich nur noch um die so genannte Proliferation.)

Aber: Was heißt PROLIFERATION genau?

Proliferation heißt: Wucherung (na bitte!) bzw. Vermehrung und Verdickung, in diesem Fall der Schleimhaut der Gebärmutter (während des normalen Menstruationszyklus). Dabei bewirken die Ovarialhormone (Östrogen und Progesteron) im Laufe eines Menstruationszyklus charakteristische Veränderungen am Endometrium.

Mit anderen Worten: Die Ovarialhormone Östrogen und Progesteron *bewirken* etwas in der fernab liegenden Gebärmutter; sie setzen ein Signal und lösen an der Gebärmutterschleimhaut eine Reaktion aus: nämlich deren Verdickung/Vermehrung/Wucherung, auch Proliferation genannt.

Das müssen wir uns nochmal klar machen: Am Endometrium = an der Gebärmutterschleimhaut, entstehen im Verlauf des normalen Menstruationszyklus charakteristische Veränderungen, hier: Verdickung, Vermehrung, Wucherung, auch „Proliferation" genannt, „bedingt" durch die Östrogene, die (während des Reifungsvorgangs) im weitab liegenden heranreifenden Follikel entstehen!

(Ist das etwa keine exakte Parallele? Und zwar zu den „Reifungs"-Vorgängen in den Nebenhoden und den Veränderungen in der – Prostata? Beziehungsweise: Die „Veränderung" der Prostata besteht hier sozusagen in der Nicht-Veränderung des Mittellappens, die Veränderung beschränkt sich auf die Außenlappen, welche auf das Signal der Nebenhoden hin ihr berühmtes Sekret produzieren. Die Parallele ist also – bezogen auf den Mittellappen (das eigentliche Prostataproblem) – eine Art Umkehrparallele: Der Mittellappen wächst eben gerade nicht, wenn und sofern das Signal kommt, sondern überlässt das Wachsen bzw. das Proliferieren den Außenlappen, die das Sekret produzieren. Der Mittellappen wächst aber, wenn/falls/sobald das Signal der Nebenhoden an die Außenlappen ausbleibt und die Außenlappen deswegen nix produzieren. Hat irgendwer schon mal überprüft, wie die Außenlappen sich verdicken (proliferieren), wenn und sofern sie das Signal der Nebenhoden bekommen und daraufhin und nur deswegen ihr Sekret produzieren? Hat man schon mal gemessen, ob und wie sehr die Außenlappen sich verdünnen bzw. schrumpfen – genau in dem Maße, wie sie kein Nebenhodensignal bekommen und dafür der Mittellappen größer wird? – Weiter!)

In der ersten Zyklusphase *bewirkt* die Östrogen*bildung* im reifenden Follikel (d.h. der Prozess der Hormonbereitung während der Follikelreifungsphase) – bereits die Proliferation der Uterusschleimhaut.

Also bitteschön: Das ist doch nichts als eine in die Augen springende gewaltige Parallele! Eine Parallele zwischen Gebärmutter und Prostata. In beiden Fällen findet eine Proliferation statt, die in beiden Fällen mit Östrogen zu tun hat, insofern Östrogen im einen Fall die Proliferation hervorruft (in der Gebärmutter), im anderen Fall (in der Prostata) die Proliferation, auch BPH genannt – verhindert? Oder verhindern würde, wenn zum Beispiel Östrogen via Sabal eingeschleust wird? Nochmals von vorn:
Die Östrogenbildung im Follikel bewirkt etwas im Uterus. Und zwar dessen Verdickung bzw. Vermehrung bzw. Wucherung bzw. Proliferation. Das heißt doch: Die Hormonbildung in einem bestimmten Organ (nämlich im Follikel, welcher sich im Eierstock befindet) bewirkt etwas in einem weit entfernten Organ, nämlich im Uterus oder auch genannt Gebärmutter.
(Ein derart weibliches Organ wie die Gebärmutter wird im Medizinerlatein ausgerechnet männlich benannt: *Der Uterus!* statt *Die Gebärmutter!* und zum Ausgleich *die Prostata*, obgleich die Prostata ein ausgesprochen männliches Organ ist, wenn das nicht Schwachsinn genannt werden darf! Aber egal!) – Das Hormon Östrogen bewirkt auf Distanz (!) eine Veränderung in einem anderen Organ. So viel ist hier gesagt. Aber wie soll das gehen, wenn nicht über ein Signal? Wie anders soll das gehen, als dass ein Hormon (im Eierstock) ein Signal setzt im fernen Uterus (in Gottes Namen, belassen wir es dabei, zumal das Wort kürzer ist).

Nochmal:
Ein während der *Reifungsphase der Eizelle entstehendes Hormon* (Östrogen) wirkt schon als *Signal* auf den Uterus (über die Blutbahn?). Wie, wenn es im männlichen Organismus eine genaue Entsprechung gäbe? Wenn das während der *Reifungsphase der Samenzellen entstehende Hormon* Testosteron oder Dihydro-Testosteron (und/oder die in der Reifungs-

phase entstehenden *Reifungsstoffe*) – ein Signal setzte/n in der Prostata? Nicht etwa, damit diese sich verdicke, sondern: Damit die Außenlappen ihr Sekret produzieren und sich für eine Ejakulation bereithalten – und der Mittellappen (deswegen!) sich mucksmäuschenstill verhält und eben gerade nicht proliferiert? Wie, wenn das so wäre? Genau so?

(Ach, sage mir doch endlich einer, warum das eklatant männlichen Kummer verursachende Organ ausgerechnet weiblich benannt werden muss? Warum heißt es: *Die Prostata* – und nicht der Prostatos? Oder der Vorsteher? Oder Unterlieger? Oder Umschließer (der Harnröhre nämlich)? Oder ähnlich? Aber vielleicht ist die weibliche Benennung einer männlichen Drüse nicht nur ein Zeichen von Albernheit, sondern von – tieferer Weisheit? Vielleicht hat die weibliche Benennung des männlichen Organs Prostata seine verborgene Richtigkeit? Wir werden sehn!)

Weiter im Menstruationszyklus:
Die Zykluslänge wird vor allem durch die Dauer der Proliferationsphase (= Verdickungsphase) bestimmt.

(Und diese Verdickungsphase hängt ab wovon? Von der Produktion der entsprechenden Hormone, in diesem Fall von der Östrogenproduktion im Follikel, welcher sich befindet im Ovar. Das heißt: Das Ovar bestimmt, was wie lange und wie sehr im Uterus zu geschehen hat. Das heißt: Das Follikel-Östrogen wirkt als Signal auf die Schleimhaut eines anderen Organs. Und wenn nun die Hoden bestimmen, was in der Prostata zu geschehen oder nicht zu geschehen hat? Was dann? Was, wenn die Hoden es unterlassen, etwas zu bestimmen, weil sie das bestimmende Hormon nicht oder nicht mehr genügend produzieren? Was dann? Was geht dann in der Prostata vor? Bricht dann das Chaos aus? Oder die „Umwertung der Werte"? Dergestalt, dass die Außenlappen den Geist aufgeben bzw. die Sekretproduktion und dass stattdessen der Mittellappen produktiv wird und sich selber reproduziert – und das heißt: anschwillt, verdickt, wuchert, – proliferiert?)

… Durch das vom Corpus luteum (das ist der so genannte Gelbkörper, der sich nach dem Eisprung aus dem Follikel entwickelt) – durch das von diesem Gelbkörper abgesonderte Progesteron wird die Uterusschleimhaut in das prägravide (die Schwangerschaft vorbereitende) Sekretionsstadium transformiert.

(So! Die Schleimhaut X wird transformiert in ein *Sekretionsstadium* durch ein Hormon Z, nachdem sie durch das Hormon Y zuvor zur Proliferation veranlasst worden war – bitteschön: alles Signalstrukturen mit Sekretions- oder sekretionsvorbereitender Wirkung! Welche schlagenden Parallelen! Vielleicht werden die Prostataaußenlappen zur Sekretproduktion erst stimuliert – durch die Reifungsstoffe in den Nebenhoden?! – Oder könnte es umgekehrt so sein, dass der Mittellappen der Prostata durch diese Reifungsstoffe transformiert wird: nämlich zu einem sich selbst reproduzierenden, also wuchernden Etwas, das die Außenlappen behindert und den Blasenausgang quetscht? – Nein! Unmöglich! Dann hätten alle jungen Männer schon Prostataprobleme! Weiter!)

Wenn keine Befruchtung stattgefunden hat (und zwar im Eileiter), *sinkt* die Produktion der Ovarialhormone (im degenerierenden Gelbkörper, also weit weg von der Gebärmutter und vom Eileiter). Weil dank der sinkenden Ovarialhormone die Voraussetzungen für die Erhaltung der Uterusschleimhaut entfallen, weil und insofern keine Schwangerschaft und das heißt: keine sich einnisten-wollende Eizelle zu erwarten ist, weil das so ist, wird das Endometrium (die zuvor proliferierte Gebärmutterschleimhaut) als Menstruationsblutung abgestoßen. Das Ganze geschieht, weil die *sinkenden* Ovarialhormone das so signalisieren – nur deshalb! Also bitte: Auch *sinkende* Hormonraten senden Signale aus – nicht nur steigende – und zwar andere als steigende Hormonraten das tun, nämlich gegenteilige. Genauer gesagt: Ein schrumpfendes Signal oder gar ein Nullsignal wirkt auch als Signal, wirkt exakt wie ein Signal, nur mit anderer Wirkung. Auch ein Nicht-Signal ist ein Signal. Ist ein negatives Signal. Diese negativen Signale oder Nullsignale sind offenbar genauso wichtig und wirkmächtig wie positive Signale. Soll heißen: Die Nullsignale sind auf ihre Weise genauso effektvoll. Sie bewirken eine Art Umkehreffekt.

Also fragen wir: Was signalisiert eine sinkende Testosteronrate? Denn eine sinkende Testosteronrate kann nicht „nichts" signalisieren, wenn eine normale Testosteronrate etwas Bestimmtes signalisiert.

Ferner: Wem signalisiert sie, was immer sie signalisiert? Welchen Umkehreffekt löst das aus? Und wo? An welchem Organ? Und muss nicht eine (aus irgendeinem Grund sinkende) Testosteronrate in den Hoden zusammen mit einer sinkenden Spermienrate – oder Samenzellrate – auch eine sinkende Reifungsstoffrate in den Nebenhoden bewirken? Könnte es sein, dass diese sinkenden Signale zusammen – der Prostata ein Gesamtsignal senden – und zwar ein falsches? Ein starkes, aber falsches Signal? Und so einen Umkehreffekt auslösen und zwar genau bei der Prostata, ihrem eigentlichen Spielpartner? Worauf die Prostata reagiert und reagieren muss und dann – was tut? Sie kapiert den Umkehr-Effekt und – proliferiert. Als sei sie, die Prostata, in der Tat weiblich, nämlich – ein klitzekleiner Uterus. Und heißt der innerste Teil des mittleren Lappens, welcher bei einer Prostatawucherung wuchert, heißt der nicht tatsächlich – Utriculus? Kleiner Uterus? Und sind – laut Pschyrembel 1977 die „periurethralen Drüsen" (das sind die Drüsen, die um den innerprostatisch verlaufenden Harnröhrenteil herumliegen) – nicht weiblich „angelegt"?

Aber warum eigentlich heißt das Zentrum des Mittellappens ausgerechnet „Utriculus" = kleine Gebärmutter? Gebärmütterle? Geht das aus der Entwicklungsgeschichte des Organs hervor?

Zur Entwicklungsgeschichte der Prostata – (doch, das ist wichtig!) „Organe, hört die Signale!" Wir müssen ganz genau wissen, welches Organ auf welches Signal wann wie hört! Die Organe sind geeicht auf ganz bestimmte, nur für sie zuständige Signale, denn nur Organe, die über entsprechende Rezeptoren verfügen, wie das wissenschaftlich heißt, können jeweils spezifische Signale empfangen und umsetzen. Einer Harnblase ist ein Ovarialhormon ziemlich schnuppe, ebenso wie ein Schilddrüsenhormon ihr egal wäre, genau wie einer Harnblase es auch egal wäre, wenn diese Hormone ausblieben. Aber was sagt eine Prostata zu ausbleibenden Hoden- und Nebenhodensignalen? Hat die Prostata, dieses erzmännliche Organ, vielleicht ständigen oder wenigstens regelmäßigen Bedarf an männlichen Signalen? Und reagiert sauer (buchstäblich, denn normal ist sie alkalisch; ihr Sekret hat den pH-Wert 8,4; die Vagina dagegen pH 4!) – reagiert sauer auf einen Mangel an eben diesen Signalen? Und vergrößert sich in der Hoffnung, mehr davon zu bekommen, wenn sie sich nur groß genug macht? Ähnlich wie die Schilddrüse, wenn sie zu wenig – oder zu viel – Jod bekommt? Das wäre eine mögliche Erklärung. Doch dann müsste die Prostata nicht den mittleren Lappen vergrößern, sondern die beiden Außenlappen, die in das männliche Hormongesamtgeschehen eingebunden sind, indem sie auf (Hormon-) Befehl das Prostatasekret produzieren. Aber genau das ist nicht der Fall: Nicht die Außenlappen werden dicker und machen sich via Vergrößerung bemerkbar, sondern der sonst zur passiven Statistenrolle verurteilte Mittellappen. Er und nur er wird größer und größer. Es tritt also das Gegenteil dessen ein, was zu erwarten wäre: Die Außenlappen werden bei ausbleibenden Hormonsignalen zusammengedrückt, werden kleiner und kleiner, während der Mittellappen sein Haupt erhebt, größer und größer wird und sein Recht verlangt, sein spezifisches Hormonrecht – offenbar ein Kontrahormon zu Testosteron? Das wäre – ein weibliches Hormon?!

Tatsächlich sind viele gängige Prostatamittel im Grunde nichts anderes als eine Art (schlechter) Östrogenersatz.

Aber wie kann ein weibliches Hormon überhaupt ein männliches Organ beeinflussen, gar besänftigen, beruhigen und damit vom Größerwerden abhalten? Ist die Prostata etwa gemäß ihrem weiblichen Namen – tatsächlich doch kein ganz und gar männliches Organ? Keine erzmännliche Drüse? Ist die Prostata sozusagen heimlich – weiblich? Und trägt ihre weibliche Bezeichnung zurecht?

Eine Betrachtung der **Entwicklungsgeschichte** dieses Organs muss Klarheit schaffen.

Wir befragen den Taschenatlas der Anatomie, Band 2, Innere Organe, herausgegeben von Helmut Leonhardt, Stuttgart 1976. Stichwort: Geschlechtsorgane.

Wir machen es kurz, aber genau!

Wir lernen:

Weibliche und männliche Geschlechtsorgane gehen aus der gleichen indifferenten Anlage hervor.

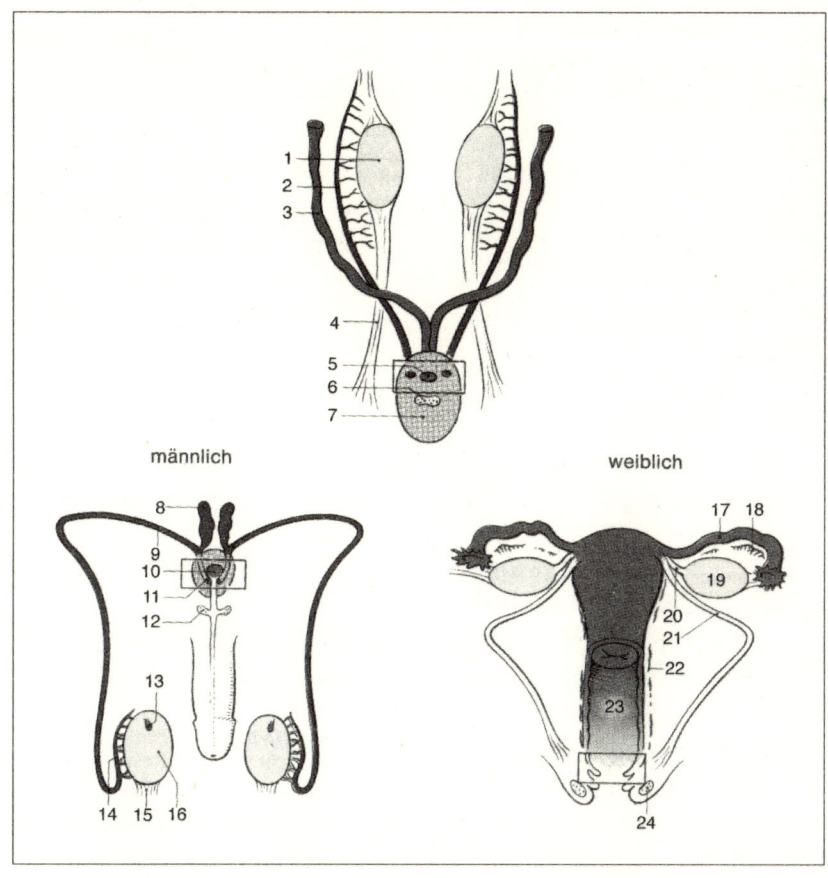

Entwicklung der Geschlechtsorgane (nach H. Leonhardt)*

1 Genitalfalte	9 Samenleiter	17 Eileiter
2 Wolff-Gang	10 Utriculus prostaticus	18 Verkümmerter
3 Müller-Gang	11 Spritzgänge	Wolff-Gang
4 Keimdrüsenband	12 Cowperdrüsen	19 Eierstock
5 Müller-Hügel	13 Verkümmerter	20 Eierstockband
6 Anlage zu Cowper-	Drüsengang	21 Uterusband
und Bartholindrüsen	14 Nebenhoden	22 Rest des
7 Kloake	15 Hodenband	Urnierengangs
8 Samenbläschen	16 Hoden	23 Vagina
		24 Bartholindrüsen

* Aus dem Titel „Taschenatlas der Anatomie, Bd. 2", Helmut Leonhardt,
„Innere Organe", erschienen im Georg Thieme Verlag

Die Ur-Anlage des inneren Genitales sind die Genitalfalten, die sich an der Urnierenfalte befinden.

In diese wandern früh-embryonal Geschlechtszellen ein und vermehren sich.

Zwei Paar Ausführungsgänge, der Wolff-Gang und der Müller-Gang (doch wohl das Wolff-Gang-Paar und das Müller-Gang-Paar oder die Wolff-Gänge und die Müller-Gänge), verlaufen seitlich in der Genitalfalte abwärts zur Kloake. Die Müller-Gänge krümmen sich zur Mitte hin und vereinigen sich zu einem unpaaren Gang, der in die Kloake mündet.

Beim **weiblichen** Geschlecht

gehen aus den *Müller*-Gängen die Eileiter, die Gebärmutter und der obere Teil der Vagina hervor, wogegen die Wolff-Gänge verkümmern.

Beim **männlichen** Geschlecht

entstehen aus den *Wolff*-Gängen die Nebenhoden, die Samenleiter, die Samenbläschen und die beiden so genannten Spritzgänge, wogegen die Müller-Gänge verkümmern – und zwar: zum Utriculus prostaticus.

Nochmal: *Die Müller-Gänge verkümmern zum Utriculus prostaticus.*

Im Klartext heißt das: *Die Müllergänge, aus denen bei einem Mädchen Eileiter, Gebärmutter* und ein bisschen *Vagina* entstehen, verkümmern bei einem Buben im *Lauf der embryonalen Entwicklung zu einem Ding, das Utriculus prostaticus heißt, also: prostatisches Gebärmütterchen!*

Und dann wundern sich die Leute, wenn dieser verkümmerte Gebärmutterrest sich seiner Geschichte erinnert und wie jede Gebärmutter – auf einmal Östrogen verlangt! Wenn diese verkümmerte Ur-Gebärmutteranlage eines Tages, wenn weit und breit nichts Männliches sich regt, wenn männliche Signalpause herrscht – diese Leute wundern sich, wenn dann dieses weibliche Urzentrum mitten in der männlichen Drüse sich als weiblich empfindet und weibliche Signale verlangt und nach weiblichen Hormonen schreit und – Östrogen will und sich schreiend vergrößert, zu einem stummen Schrei sich aufrafft. Einen Gewebeschrei tut, sich vernehmlich macht mittels – Vergrößerung. Wucherung. Proliferation.

Also das gibt es: mitten im hochgradig männlichen Organ bzw. mitten im männlichen Geschlechtsapparat – eine weibliche Insel! Mitten in der Prostata hält sich dieser weibliche Ursprung aufrecht – und die armen Männer müssen das büßen, wenn sie in ein höheres Alter kommen. Offenbar wird diese weibliche Insel jahrelang in Schach gehalten durch das „männliche" Prostatasekret, das mengenmäßig den größten Teil des Ejakulats ausmacht – sofern es fließt, sofern es – läuft. Mit anderen Worten: Der mittlere Teil der Prostata soll von Natur aus reichlich umflossen werden von Prostatasekret. Immer wieder. Immer wieder. Wenn nicht stündlich, täglich, so doch wöchentlich – im Sinne der Natur. Was aber, wenn dieses Umspültwerden des Mittelteils mit männlichem Sekret schwächer und schwächer wird oder ganz – ausbleibt? Was dann? Was geschieht, wenn die Zusammensetzung der Spülflüssigkeit sich ändert? Wenn sie z.B. zu wenig Spermien enthält? Oder zu wenig Bläschendrüsensekret? Oder zu wenig – Prostatasekret? Erinnert sich dann der weibliche, der umspült werden wollende Mittelteil an seine „Weiblichkeit" und will das, was einem richtigen Uterus von Natur aus zukommt: weibliche Hormone? Östrogene? Und wird der mittlere Teil desto größer, je dringlicher er nach Östrogenen verlangt? Und benimmt sich ähnlich wie die Schilddrüse, wenn sie zu wenig Jod bekommt: Vergrößert ihr Gewebe in der Annahme, dadurch schneller das Gewünschte zu bekommen?

Ist es so, dann folgt daraus: Es muss möglich sein, mit Hilfe von Östrogenen eine vergrößerte Prostata wieder zu verkleinern. Mithilfe eines bestimmten Quantums oder ganz bestimmter Qualitäten von Östrogen. Es käme auf eine feinfühlige Dosierung an – und auf eine hochaktive Form von Östrogen, die am ehesten bei natürlichen Hormonen gewährleistet ist. Also ein Naturöstrogen, weil Kunstöstrogene als „Fremdes" vermutlich weniger feinfühlig wirken können. Gab es da nicht schon einmal einen auffallend frühen Tod im Gefolge einer Behandlung mit Kunstöstrogen, als ein siebzigjähriger Mann, Vater eines anderen Freundes, seiner groß gewordenen Prostata wegen eine Klinik aufsuchte, Kunstöstrogen erhielt, Brüste entwickelte, als wolle er seiner Frau Konkurrenz machen, dann alsbald an Krebs erkrankte und – starb? Und waren es nicht gerade mal drei Monate, die vergingen zwischen Einlieferung in die Klinik und Auslieferung an den Sarg? Nein, Kunsthormone, Kunstöstrogene waren und sind dem zarten Gewächs Prostata wohl nicht angemessen.

Vielleicht sind die fünfzehn Mündungsgänge der vierzig Sekretdrüsen innerhalb der Prostata Einbahnstraßen, die auch ständig durchflossen sein wollen und, wenn das Durchfließen ausbleibt, Alarm schlagen, und zwar genau an ihrer Mündung in die Harnröhre, die exakt an dieser Stelle identisch ist mit dem – wuchern wollenden – Mittelteil der Prostata, da exakt an dieser Stelle der prostatische Utriculus sitzt? Anders gesagt: Der Mittelteil der Prostata bildet hier zugleich die „Röhre" für den Harn, spielt sozusagen Harnröhre. Und ist wucherbereit und wucherfähig. Womöglich geht von hier aus das Signal zur Wucherung – aus Mangel an Sekret, aus Mangel an Strömungsmasse. „Gesundheit" ist immer ein Prozess und kein Zustand – auch im Bereich der Prostata. Gesundheit ist Prozess. Ist Vorgang und nicht (und niemals) Zustand – es sei denn im Tod. Aber seit wann ist „Tod" eine Form von Gesundheit?

Das Nichtwachsen des Mittellappens, sein Kleinbleiben, wird bewirkt durch den Prozess des Hindurchfließens oder Hindurchströmens der männlichen Säfte. Falls der Prozess stockt, wenigstens für längere Zeit, so folgt die Strafe eines Rückfalls in die weibliche Ur-Erinnerung auf dem Fuße bzw. auf den verweigerten Tropfen. Zumindest im vorgerückten Alter der Männer. Halt nein, manche Männer büßen die Stromsperre auch schon vorher, wie unser Freund auf dem Notbett zeigt, der gerade mal 46 Lenze zählt.
Die Ur-Gebärmutter mitten in der männlichen Drüse Prostata begehrt auf und will wieder weiblich sein, sobald die männlichen Signale nachlassen oder ganz ausbleiben.

Nur: Warum die Signale schwächer werden oder ausbleiben, lange, bevor ein Mann altert, das gilt es noch herauszufinden.

Und wieder die Frage: Wie ist das bei den Muselmanen? Oder bei Naturvölkern? Leiden auch sie unter Prostatawucherung? Kannten zum Beispiel Indianer, bevor sie mit westlicher Zivilisation (und Alkohol) in Berührung kamen – kannten auch sie – Prostataprobleme? Und wie hoch ist die Prostata-Problem-Rate bei den Asiaten? Wie hoch bei Biertrinkern? Wie bei Weintrinkern? Gibt es da Unterschiede im Verhalten der Prostata? Wie ist es bei Trinkern von vorwiegend Hochprozentigem? Wie war das in der Sowjetunion, bevor Gorbatschow damals seine Anti-Alkoholkampagne startete? Gibt es Statistiken? – Fragen für später.

Halten wir fest: Mitten in der Prostata befindet sich ein Ding, das weiblichen Ursprungs ist, da es von den weiblich organisierten Müller-Gängen stammt und bezeichnenderweise Utriculus, Gebärmütterle, heißt. Es (sie? er?) liegt zwischen den Einmündungen der Spritzgänge in die Harnröhre, also exakt im Bereich des Mittellappens. Er (sie? es?) ist womöglich das Zentrum des Mittellappens und liegt – wie gesagt – zwischen den Einmündungen der Spritzgänge, welche das Sekret der beiden Samenbläschen in die Harn-Samen-Röhre abgeben, d.h. der Utriculus wird sozusagen rechtens immer wieder auch vom Saft der Samenbläschen umspült – und wenn nicht? Was dann? Womöglich ist er es, von dem die Proliferation des Mittellappens ausgeht. Womöglich gibt er, der Utriculus, das Signal zur Verdickung und Wucherung der Prostata und damit zum ungelösten Problem.

An diesem Problem sind wir noch nicht nah genug dran – also Tempo!

Die Gänge der Vorsteherdrüsen

(das sind die Gänge der Drüsen der Vorsteherdrüse) und die Cowperdrüsen münden direkt in die Harnröhre, wobei das Cowper-Drüsen-Sekret bei einer Ejakulation als Erstes entleert wird und so die Harnröhre (zugleich Samenröhre) blitzeblank und sauber wischt (und neutralisiert). Das hatten wir bereits.

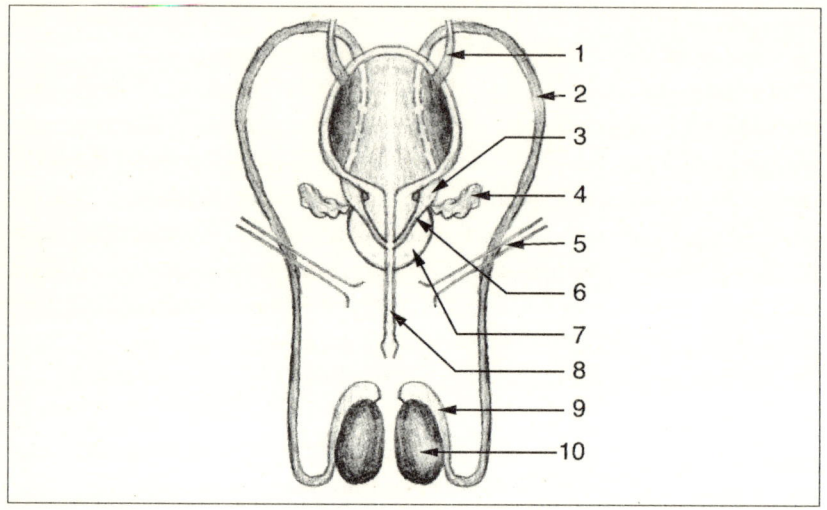

Ableitende Samenwege

1 Harnleiter	6 Spritzgang (Ductus ejaculatorius)
2 Samenleiter (Ductus deferens)	7 Prostata
3 Erweiterung des Samenleiters	8 Harn-Samen-Röhre (Urethra)
4 Bläschendrüse	9 Nebenhoden
5 Leistenkanal	10 Hoden

Hauptvertreter der männlichen Geschlechtshormone (Androgene) ist das Testosteron und dessen Aktivform 5-Alpha-Dihydrotestosteron (DHT). Die Sekretionsrate von Testosteron beim Mann (bzw. der Hoden) beträgt sieben Milligramm pro Tag (bei der Frau produzieren Ovar und Nebennierenrinde zusammen 0,3 mg Testosteron pro Tag, was sich bemerkbar macht, sobald die Frau nach den Wechseljahren weniger Östrogen produziert: Es entsteht dann ein gewisser Testosteronüberhang, der sich z.B. als Bartwuchs äußert).

Die Testosteronausschüttung wird durch zwei Hormone des Hypophysenvorderlappens geregelt, die ihrerseits durch ein übergeordnetes Hormon angeregt werden. Dieses übergeordnete Hormon wird stoßweise ausgeschüttet in zwei- bis vierstündigem Rhythmus. Und zwar bei allen Männern. Auch bei Erzbischöfen.

74

Die Spermienbildung (Spermiogenese)
wird durch Testosteron angeregt und läuft in vier Schritten ab (Vermeh-
rungs-, Wachstums-, Reifungs- und Umbauschritt = letzte Zurichtungs-
maßnahme der reifen Samenzelle).

Frage: Und wenn das alles nicht geschieht? Wenn keiner der vier Schritte
abläuft – was läuft dann ab in der Prostata? Wenn keine Spermiogenese
und keine Spermienreifung angesagt sind – was ist dann los im Prosta-
ta-Theater? Welches Stück wird dann gespielt? Herrscht dann die große
Konfusion – oder wird der Spielplan geändert und ein uraltes Stück aufs
Programm gesetzt: Wir spielen jetzt alle mal – Utriculus? Wir spielen
jetzt fürs Erste – Gebärmütterchen?
Ein geschlechtsreifer Hoden kann (könnte) täglich etwa 200 Millionen
Spermien produzieren (Täglich! Könnte er das!). Er erreicht zwischen
dem 20. und 30. Lebensjahr seine stärkste Entwicklung. Im Alter werden die Hoden wieder kleiner. (Und wie wird die Prostata im Alter, bit-
te? Kleiner – oder größer? Was genau an ihr wird größer? Und wird, was
größer wird, desto größer, je kleiner die Hoden im Alter werden?) Die
Spermiogenese entsteht mit der Pubertät und hält meist bis ins hohe
Alter an. (Oder auch nicht! Bei Prostatikern wohl nicht, sonst hätten
sie ihr Problem nicht.) Umgekehrt gefragt: Warum haben die jungen
Männer in der Blüte ihrer Geschlechtstüchtigkeit und ihrer Samenzell-
produktionsfreudigkeit – nie ein Prostataproblem?
Die Spermiogenese kann durch Ernährungsschäden (Alkohol, Vitaminmangel), durch Krankheiten und im Alter reduziert werden.
(Achtung! Jetzt aufgepasst! Was geschieht, wenn zum Beispiel durch Ernährungsschäden (Alkohol, Vitaminmangel) oder durch Krankheit (z.B.
durch Trichomonaden) die Spermiogenese in jungen oder in mittleren
Jahren gestört wird und abnimmt? Muss dann nicht etwas geschehen in
einem System, in welchem alle Teile gar fein aufeinander abgestimmt
sind mittels hintereinander geschalteter Signale? Nimmt so ein System
es klaglos hin, wenn ein Teil streikt und kein Signal mehr schickt? Tut
der restliche Apparat dann so, als sei einfach nix? Gewöhnt sich das
durchorganisierte System problemlos um, ohne jede Störung? Egal, ob

da die üblichen 200 Millionen Spermien durch die diversen Gänge strömen oder bloß mal Stücker zehn?)

Bitteschön: Um welche „Ernährungsschäden" handelt es sich genauerhin? Um Vitaminmangel? Um Mineralienmangel? Um eine zu geringe Sonneneinstrahlung (Vitamin-D-Mangel)? Oder um zu viel – Alkohol? (Wird in diesem Lehrbuch leider nicht gesagt, daher bemühen wir ein anderes: Silbernagl/Despopoulos: Taschenatlas der Physiologie, 1991. Stichwort Hodenfunktion/Ejakulat: ... die Spermiogenese vollzieht sich in den Hodenkanälchen; nötig sind dafür Testosteron und zusätzlich u.a. (Unter anderem? – Und das wäre bitte? Wird nicht gesagt) – auch Vitamin A, während z.B. *Alkohol die Spermiogenese hemmt,* was bei Alkoholikern zu Unfruchtbarkeit führen kann.)

Die Unfruchtbarkeit störte unseren Freund nicht. Aber die mangelnde Spermiogenese heizte der Prostata ein. Sie schaffte das Problem. Sie bewirkte, dass die Prostata ihrer Hauptsache entraten muss: ihrer Sekretproduktion. Und das schon lange. Schon lange erhält sie keinen Anreiz mehr zur Produktion des Sekrets, weil sie seit langem keinen hormonellen Auftrag dazu erhält. Die Hormonorder bleibt aus, weil unser Freund seit Jahren dem Alkohol statt der Liebe frönte. Sein Sexualsystem schlief den Dornröschenschlaf, Friedhofsruhe herrschte im Unterleib. Nix lief. Wo nix läuft, verliert die Prostata die Orientierung. Seine Prostata hat die Orientierung längst verloren und weiß im Moment nicht, ob sie eher Prostata oder eher – Utriculus ist – kleine Gebärmutter. Utriculus eben.
Aber selbst wenn die Prostata jetzt, in diesem Moment, einen spermienorientierten Auftrag erhielte, so könnte sie in diesem Moment diesen Auftrag gar nicht ausführen, weil die beiden Außenlappen, die eigentlichen Produktionsstätten des Sekrets, vom hoch angeschwollenen Mittellappen zusammengedrückt werden, und zwar derart, dass den Außenlappen gleichsam die Luft ausgeht und sie nicht und nichts und gar nichts produzieren können, selbst wenn sie es wollten.

Wo noch könnte ein Impuls verborgen sein? In den Samenleitern?
Die Samenleiter setzen den Nebenhodengang fort, sie sind ein Transportorgan, ca. 50–60 cm lang und verlaufen im Samenstrang (Funiculus spermaticus) durch den Leistenkanal, nehmen die Mündung des Samenbläschens auf und setzen sich in die Spritzkanälchen fort, welche die Prostata durchbohren – das hatten wir bereits.

Frage: Was hat es zu bedeuten, dass das Transportorgan für die Samenzellen (die beiden Samenleiter), eine so beträchtliche Länge von mehr als einem halben Meter haben? Nämlich 50–60 cm? Heißt das: Die Prostata hat dank dieser Länge des Transportweges der Samenzellen, dank der Länge der Samenleiter, eine Menge Zeit oder jedenfalls genügend Zeit, sich auf die Ejakulation vorzubereiten und genügend Sekret bereitzustellen? Ist der Samentransportweg eventuell überhaupt nur deswegen so lang, damit genau das geschieht und geschehen kann? Und was geschieht und was muss geschehen, wenn der ganze Transport unterbleibt? Wenn nix durch die schönen langen Transportwege läuft? Wir hätten dann zum Beispiel:

1. Kein Signal dank ausbleibender Testosteronrate
2. Kein Signal dank ausbleibender Samenzellrate
3. Kein Signal wegen fehlender Reifungsstoffe in den Nebenhoden
4. Kein Signal wegen Nulltransports in den langen Samenleitern

(Hilft die Überlegung? Noch nicht. Weiter!)

Die Bläschendrüsen (Vesicula seminalis bzw. vesiculae seminales) sind 5–10 cm lang, ihr alkalisches Sekret, das zusammen mit dem der Prostata die Hauptmasse des Spermas ausmacht (und nicht etwa die Samenzellen!), enthält unter anderem auch Fruktose, aus der die Spermien Energie gewinnen (das sei ihnen gegönnt), – und Prostaglandine (welche die Gebärmutterkontraktion beim weiblichen Orgasmus fördern und also die Intensität des Orgasmus verstärken – das sei den Frauen gegönnt). Die Bläschendrüsen münden jeweils in einen Ductus deferens (in einen eigenen Gang) kurz vor ihrem Eintritt in die Prostata.

Wahrscheinlich werden auch die Bläschendrüsen zu keiner Saftproduktion angeregt, wenn die Vorgruppen streiken. Dann hätten wir ein fünftes Signalmanko, nämlich 5.: kein Signal wegen Bläschendrüsenstreiks! Das macht eventuell fünf Signaldefizite. Fünfmal Funkstille in der Prostata – in einem männlichen Organ mit einer kleinen weiblichen Insel inmitten. Fünfmal Ausbleiben der männlichen Morsezeichen – und keine Folgen im Hauptquartier? Nichts irgendwelcher Art? Das ist ganz und gar unmöglich!

So weit zu den Mitspielern in der Prostata-Mannschaft. Und nun noch einmal zum Hauptakteur – oder vielmehr der Hauptaktrice, nur viel genauer!

Die Prostata

produziert ein trübes, alkalisches Sekret (pH 8,4) und zwar reichlich, denn mit ihrem Sekret liefert sie bis zu 40 % der Samenflüssigkeit (Pschyrembel). Sie, die Prostata, liefert offenbar den Löwenanteil am Ejakulat, da die Samenzellen nur rund zehn Prozent ausmachen. Die Samenzellen sollen durch das Sekret beweglich gehalten werden. Ferner wird das saure Milieu der Vagina durch das alkalische Element des Prostatasekrets ergänzt, wodurch alle Erreger, egal ob säure- oder laugenempfindlich, innervaginal abgetötet werden, d.h. die Kombination von saurem und basischem Saft bewirkt einen guten Schutz vor Keimen innerhalb der Vagina; ferner wird durch den hohen Anteil des Prostatasekrets am Gesamtsaft dem Zwitterorgan Prostata immer wieder demonstriert, dass es/sie nicht weiblich ist und dass es, das Organ oder sie, die Prostata, den Mittellappen mit dem weiblichen Gedächtnis nicht ernst zu nehmen hat. Die Prostata wird also im gesunden Zustand innerprostatisch vorwiegend von ihrer eigenen Flüssigkeit umspült oder durchgespült (ergänzt vom Sekret der Samenbläschendrüsen). Was also muss geschehen, wenn diese Durchspülung mangels Masse unterbleibt?

Die Prostata wird von der Harnröhre und den beiden Ductus ejaculatorii (den beiden so genannten Spritzgängen) durchbohrt, das heißt: Die Prostata, dieses walnussgroße oder kastaniengroße Organ, wird gleich dreifach durchbohrt: einerseits von der Harnröhre und andererseits von zwei Spritzgängen; durch diese Spritzgänge läuft dann im Falle eines Hoden- und Nebenhodenstreiks sicher auch nicht mehr viel oder schlimmstenfalls gar nichts mehr. Aber wenn *da dann nichts mehr läuft* – so wäre das ein 6. Signalmanko! Die Spritzgänge, welche ohne Durchfluss bleiben, liefern noch ein weiteres Negativsignal! Das macht zusammengerechnet:

1. Kein Signal wegen ausbleibender Testosteronrate
2. Kein Signal wegen ausbleibender Samenzellrate
3. Kein Signal wegen fehlender Reifungsstoffe in den Nebenhoden
4. Kein Signal wegen Nulltransport in den langen Samenleitern
5. Kein Signal wegen Bläschendrüsenstreiks
6. Kein Signal wegen Ebbe in den Spritzgängen

Und alles zusammen ergibt etwas? Oder ergibt ein sechsfaches Signaldefizit etwa nichts?
Weiter!

Die Prostata besteht aus circa vierzig Einzeldrüsen, die mit ihren Ausführungsgängen zum Teil gemeinsam in etwa 15 kleinen Öffnungen in die Harnröhre münden. (Das hatten wir schon.)
Der rückwärtige Drüsenteil umfasst einen rechten und einen linken Lappen, die je von männlichen Geschlechtshormonen stimuliert werden. (Sofern die männlichen Geschlechtshormone überhaupt ausreichend produziert werden, bitteschön! Nur dann werden die Außenlappen stimuliert, sonst nicht – und genau das dürfte das Problem sein!)
Der rückwärtige Drüsenteil umfasst zwischen den beiden Außenlappen einen Mittellappen, der auf weibliche Geschlechtshormone „anspricht".
(*Anspricht?* Was heißt: anspricht? *Wann anspricht? Unter welchen Bedingungen anspricht? Unter welchen Voraussetzungen?*)

Ich bin am Knackpunkt des Problems angelangt.
Es handelt sich um den mittleren rückwärtigen Teil der Prostata, welcher auf weibliche Hormone *anspricht!* Er spricht an, weil er Rezeptoren für weibliche Hormone besitzt. Und er besitzt solche Rezeptoren, weil

der mittlere rückwärtige Lappen in seinem Kern *weiblichen* Ursprungs ist, eines Utriculus-Ursprungs nämlich. Und er spricht auch nicht nur auf weibliche Hormone an, sondern er verlangt sie unter Umständen sogar und zwar gebieterisch! Manchmal schreit er nach ihnen – unter bestimmten Umständen. Aber unter welchen Umständen? Das ist die Frage. Warum schreit der Mittellappen nur manchmal und nicht immer? Warum will er nicht dauernd weibliche Hormone, sondern eben nur – unter bestimmten anderen Umständen? Das ist die Frage – und die Antwort?

Die Antwort könnte lauten:
Der *mittlere Lappen* verlangt dann nach weiblichen Hormonen, wenn er zwingend davon ausgehen muss, dass er weiblich ist und weiblich zu funktionieren hat. Wenn er sich als Uterus fühlt und fühlen muss und sich ähnlich wie der große Bruder oder vielmehr die große Schwester Gebärmutter auf eine Schwangerschaft vorbereiten will oder glaubt, wollen zu müssen.
Aber warum glaubt er das? Warum erinnert sich der Mittellappen seiner weiblichen Herkunft? Warum verlangt der *Mittellappen* nach weiblichen Hormonen?
Antwort: Weil die *Außenlappen* sich nicht mehr männlich benehmen. Weil sie kein Sekret mehr produzieren. Weil da nichts mehr läuft. Und es läuft nichts mehr, weil keine Reifungsstoffe abgesondert werden; die Reifungsstoffe werden nicht abgesondert, weil keine Samenzellen ausreifen und die Samenzellen reifen nicht aus, weil keine Samenzellen mehr produziert werden; Samenzellen werden nicht mehr produziert, weil kein oder nicht genügend Testosteron gebildet wird, d.h. weil kein männlich-hormonelles Signal ergeht. Darum.

Und darum muss der Mittellappen sich neu orientieren, er versteht sozusagen die Welt nicht mehr und will und muss proliferieren, muss sich vergrößern, muss anschwellen und wuchern und den Harnweg versperren, und zwar so lange, bis er Gehör findet. Bis da endlich jemand kapiert, dass der Mittellappen außer Rand und Band gerät, weil er zwingend weibliche Hormone braucht, da ihm ringsumher auf einmal signalisiert wird, ihm eingeredet wird, ihm eingebläut wird, dass er – ein *weibliches* Ding ist und auf *weibliche* Hormone Anspruch hat. Das alles wäre nicht so, wenn der männliche „Apparat" funktionierte, wie er soll. Denn indem der männliche Apparat männlich funktioniert und also dauernd männliche Signale funkt, gibt er der ganzen Umgegend zu verstehen, dass hier männliche Prozesse ablaufen und keine weiblichen. Je deutlicher der männliche Apparat dies zu verstehen gibt, desto aufmerksamer hört der Mittellappen zu – und weiß, welche Stunde geschlagen hat – nämlich nicht seine Stunde.

Aber wehe, der männliche Apparat wird pflichtvergessen, versäumt die männlichen Proklamationen, lässt die Quellen (von männlichem Hormon, Samenzellen und Reifungsstoffen) versiegen – dann erwacht der Mittellappen aus seinem Tiefschlaf, verlangt die Umwertung der Werte und will die Rebellion und – schreit nach Östrogen. Er, der Mittellappen der Prostata, der rückwärtige Teil des Mittellappens der Prostata, er steigt sozusagen auf die Barrikaden, während der bauchwärts gelegene Teil friedlich bleibt und genügsam: Der bauchwärts gelegene Teil ist drüsenarm – und tut deswegen nix zur Sache, weil er dank Drüsenarmut gar nix zur Sache tun *kann.*

Rebellisch ist nur der rückwärts, genauer: der rücken-wärts, zum Rücken hin gelegene Teil. Nur er macht Kummer.

Im Unterschied zu den Eizellen, die bei der Geburt eines Mädchens bereits vorfabriziert in den Eierstöcken ruhen, werden die Samenzellen laufend neu produziert. Nein, sie müssen laufend neu produziert werden – womöglich genau deswegen, damit im männlichen Geschlechtsapparat mit dem problematischen Prostatamittellappen dauernd männliche Prozesse ablaufen, damit da dauernd männliche Signale gesendet werden (können) und auf diese Weise dem Mittellappen *dauernd* zu verstehen geben (können), was Sache ist: nämlich nicht seine Sache – keine Utriculus-Sache. Punkt.

So viel ist jetzt klar: Die Prostata unseres Freundes spielt verrückt, insofern sie proliferiert. Sie vergrößert ihren Umfang, sie verdickt ihren mittleren Teil und verdickt ihn immer mehr, ganz so, als sei dieser mittlere Teil kein Teil der Prostata, sondern eine Sache für sich. Ein kleiner Uterus, ein Utriculus, der sich partout auf eine Schwangerschaft vorbereiten will und daher ein Polster anlegt, für den Fall, dass sich darin eine Eizelle einnisten will, nur dass der Fall sich nie ergibt. Nur dass die Prostata vergebens hofft, fruchtbar zu werden. Nur dass der nebensächlichste Teil der Prostata sich mit einem Mal und völlig umsonst zur Hauptsache erklärt, sich nicht mehr mit der Nebenrolle bescheidet bzw. mit einer Nicht-Rolle.

Eigentlich bräuchte das männliche Organ namens Prostata überhaupt keinen auf weibliche Hormone ansprechenden Lappen, denn die Prostata ist und wird halt nun mal keine Gebärmutter, auch wenn sie das jetzt bei unserem Freund glauben will, bloß weil sie entwicklungsgeschichtlich einmal nahe daran war, eine solche zu werden; bloß weil sie einst ein Mehrzweckding war, eine multifunktionale Zelle, aus welcher sowohl eine richtige Gebärmutter wie eine männliche Sekretdrüse namens Prostata hatte entstehen können.

Das Besondere an der Prostata besteht insofern darin, dass beim richtigen Uterus kein fremdbestimmter Mittellappen vorhanden ist, sondern nichts als fruchttragen-könnendes und gebären-wollendes Gewebe, während in der Prostata ein latenter Mischzustand herrscht: Einesteils ist die Prostata größtenteils Prostata; aber kleinesteils und mittig gelegen ist sie auch noch ein kleines bisschen Gebärmutter; die Prostata hat eine weibliche Insel mitten im männlichen Gehäuse. Sie ist ein mehrdeutiges Gebilde. Diese Mehrdeutigkeit ist die wahre Quelle des Übels.

Aber nicht mehr lange. Lange nicht mehr! Wir sorgen für Eindeutigkeit. Und zwar bald. Schon morgen früh.

Wir wissen genug und können zum Gegenangriff übergehen – nein, nicht zum Gegenangriff, zu überhaupt keinem Angriff, wir gehen zu Friedensverhandlungen über, zu einem freundlichen Angebot, wir zeigen Verständnis und liefern das so dringend Gewünschte: Wir liefern der schreienden Prostata zunächst einmal, was sie begehrt – Östrogen in erstklassiger Qualität.

Nein, wir liefern nicht nur ein erstklassiges Östrogen, sondern gleich zwei Sorten Östrogen. Wir wissen, dass es auch im weiblichen Organismus mindestens drei verschiedene Östrogene gibt (E1, E2, E3 genannt). Darum nehmen wir an, dass wenigstens zwei unterschiedliche Östrogene auch dem störrischen Mittellappen vonnöten sein könnten.

Natürlich findet sich die erstklassige Östrogenqualität *nicht* in industriell gefertigter Ware. Beste Östrogene liefert die Natur, wie wir seit langem wissen. Mag sein, dass ihr chemischer Feinbau nicht exakt den körpereigenen Östrogenen entspricht, umso besser! Denn exakt körperidentische Östrogene, geliefert von bestimmten Pflanzen, müssten – oral zugeführt – erstmal durch den Magen-Darm-Kanal hindurch und würden von der Leber abgebaut, wie das die Leber mit körpereigenen Hormonen immer macht – und wären damit wirkungslos! Der Witz ist gerade, dass die pflanzlichen Hormone nicht exakt chemisch identisch sind, gerade deswegen können sie, oral zugeführt – nach ihrer Passage durch Magen/Darm/Leber – überhaupt identisch wirken oder zumindest äquivalent. Es kommt darauf an, dass unsere weiblichen, von außen zugeführten Naturhormone exakt gleich *wirken*, exakt wie körpereigene Östrogene kommandieren, exakt wie jene, die nicht von der Leber tangiert werden, weil sie unmittelbar ins Blut gelangen. Die nicht-exakte Identität ist gleichsam ein Trick, der die exakt-identische oder exakt-äquivalente Wirkung der Naturhormone erst ermöglicht. Und das soll uns genügen.

Dass unsere beiden Naturhormone verschieden sind und verschieden wirken, wissen wir aus eigener Erfahrung. Mit beiden Hormonen haben wir ausgiebig experimentiert.

Östrogen Nummer eins entdeckten wir in den frühen achtziger Jahren dank Peter Rosegger während eines Wanderurlaubs in der Steiermark. An Regentagen vertieften wir uns in den Büchervorrat der Hotelbibliothek und stießen auf die Waldbauernbub-Geschichten. In einer dieser herzergreifenden Begebenheiten berichtet Rosegger, wie er als Bub einmal auf einem seiner weiträumigen Botengänge an ungarische (oder steiermärkische?) Pferdehändler geriet, die auf ihrem Zug nach Wien Halt machten und beratschlagten, wie sie ihre alten Gäule in der Donaustadt gewinnbringend losschlagen könnten. Der Bub lauschte den Kerlen und erfuhr, was ein pfiffiger Händler den Kumpanen riet, indem er auf seine lange Erfahrung pochte. Er sagte den Halunken, was sie tun müssten, um aus zottigen alten Schindmähren wieder junge Stuten zu machen mit feinem, kräftigem Fell, glänzenden Augen und feurigem Temperament – wenigstens für einige Zeit. Der naturkundige Mann riet, sie sollten den alten Gäulen vier Tage lang vor dem geplanten Verkauf eine bestimmte Pflanze unter das Futter mischen, nicht Blätter, Stängel oder Wurzeln, nein, sie sollten den *Samen* nehmen – und zwar *Brennnesselsamen!* – und diesen unter Hafer und Heu mischen, vier Tage lang. Der junge Rosegger lauschte so angespannt wie die Kerle in der Runde und vergaß den Rat nicht, auch wenn er ihn womöglich für Aufschneiderei hielt. Und teilte ihn in seinen Waldbauernbub-Geschichten mit. Und wenn, dachte ich damals, davon nur die Hälfte wahr ist, dann muss Brennnesselsamen eine geballte Ladung Östrogen enthalten und von mindestens so perfekter Wirkung sein wie das Rezept der Großmutter, die in ihren Umstelljahren mit Erfolg zur *Bäckerhefe* griff und weder Wallungen kannte noch Rückenschmerzen, noch strohiges Haar oder sauren Schweiß.

Kaum wieder zu Hause angelangt, machte ich Ende August die Probe – mit selbst gepflückten Brennnesseln, die um diese Zeit in prallen Träubchen reichlich Samen trugen, und nahm vier Tage lang Brennnesselsamen zum Frühstücksei. Und genau vier Tage später fand ich die ungarischen Pferdehändler aufs Schönste bestätigt in allem, was sie den Pferden versprochen hatten an Fell/Haut, Haar, Augen und Temperament, festgestellt und nachgeprüft und für verblüffend evident befunden von allen, die mich kannten.
Allerdings sei nicht verschwiegen, dass die kleinen grünen Körnchen den Busen stimulieren, denn dieser nimmt beträchtlich an Größe zu. Nicht so das großmütterliche Heferezept, das ähnliche Wirkungen zeitigt wie

Brennnesselsamen, doch ohne merklichen Effekt auf die Oberweite, dafür fördert Hefe die vaginale Feuchtigkeit.

In summa konstatierten wir vor Jahren: Hefe und – frischer! keimfähiger! – Brennnesselsamen wirken beide östrogenoid, sie wirken ähnlich, wirken beide prompt, wirken stark, wirken zuverlässig und – doch verschieden. Und genau dies scheint uns nun die Gewähr für den Erfolg.

Aber auch hier muss die Maxime des großen Naturforschers und Arztes Paracelsus beachtet werden, der befand: Es ist die Dosis, die macht, ob „ein Ding heylsam sey" oder nicht. Die „heylsame" Dosis Brennnesselsamen (keimfähig und nicht älter als zwei Jahre) ergibt sich aus meinen wiederholten Experimenten. Als ungefähre Richtschnur kristallisierte sich vor Jahren schon heraus: In den weiblichen Umstellungsjahren empfiehlt sich pro Tag ein gehäufter Kaffeelöffel Brennnesselsamen, eingerührt in ein weiches Eigelb, während einer Woche; nach drei Wochen Pause wieder eine Woche Östrogenzufuhr mittels der genannten Mischung. Das heißt, die Östrogenzufuhr beschränkt sich auf sieben Tage pro Monat. Höhere Dosierungen sind nicht empfehlenswert, sie führen zu Gewichtszunahme und Vergrößerung der Brüste. Wir waren damals gut beraten mit der Beschränkung auf sieben Tage im Monat.

Was ergibt sich daraus für unsere Strategie?

Um eine sichere und kräftige Wirkung zu erzielen, werden wir beide Östrogene verwenden, Brennnesselsamen ebenso wie Bäckerhefe, die beide in unserem Haushalt selten ausgehen, so wenig wie Salz oder Brot. Ähnlich wie der weibliche Organismus wird auch der pseudo-weibliche Mittellappen der Prostata beider Östrogene bedürfen – und beides haben wir im Haus.

Da wir eine prompte, eindeutige, starke Reaktion brauchen, verwenden wir zusätzlich einen Verstärker, eine Art Turbolader für Naturhormone, den wir vor Jahren einem arabisch-französischen Ratgeber für Liebesfreuden entnahmen. In diesem Ratgeber erhielt der Scheich (mit großem Harem) von einem Kundigen den Rat, was auch immer, welche Körner oder Samen oder Gewürze auch immer der Scheich zur Stärkung seiner Manneskraft zu verwenden gedenke (viele Aphrodisiaka wurden aufgezählt, viele begannen mit dem Buchstaben K: Kardamom, Kurkuma, Kubeben, Knoblauch – und natürlich fehlten Datteln nicht), so möge er das stets zusammen mit dem Verstärker Eigelb tun.

Zwar hat der Scheich-Liebesratgeber keinen Gedanken an die Frage verschwendet, ob Eigelb nur den Effekt männlicher Pflanzenhormone erhöht oder ob Eigelb nicht auch ebenso gut zur Verstärkung weiblicher Naturhormone tauge, längst hatten wir der Neugier nachgegeben und den Rat nachgeprüft und – wie erwähnt – voll bestätigt gefunden. Mag sein, dass der hohe Gehalt an Vitalstoffen (Vitamine A / E / B 12 / D 3 plus Lezithin), an welchen das Eigelb überreich sein soll, zur „Turbowirkung" beiträgt, gleichviel: Die Cholesterinfrage, die gewöhnlich beim Thema Eigelb im Vordergrund steht, klammerten wir aus, nicht minder als der Scheichratgeber dies zu tun schien.

Die Kombination aus Brennnesselsamen und Eigelb übertraf im Eigenexperiment alle Erwartungen, was wohl auch damit zusammenhängt, dass Eigelb einen Stoff namens Xanthophyll enthält (xanthos = griechisch gelb), den gelben Begleitstoff des Chlorophylls, ein Carotinoid (Pflanzenfarbstoff), das zu Provitamin A umgebaut werden kann. Womöglich macht genau die Kombination dieser Stoffe zusammen den Turboeffekt aus – auch auf das weibliche Hormon im Brennnesselsamen.

Gilt ein Gleiches oder Ähnliches für Hefe? Warum ist gerade Hefe in Sachen Prostata empfehlenswert? Was qualifiziert Hefe überhaupt – außer dem großmütterlichen Rat?

Lexikon Herder

… Hefe ist eine Ansammlung von Hefezellen der Sorte Saccharomyces. Es sind Schlauchpilze, die sich durch Sprossung vermehren und durch Zusammenbleiben der Zellen lange Sprossketten bilden. Durch ihren hohen Gehalt an Aminosäuren und Vitaminen (B-Komplex!) sind sie wichtig für die menschliche und tierische Ernährung. Ihre spezifische Wirkung, Zucker zu Alkohol zu vergären, verdankt sie ihren Enzymen.

Man unterscheidet nach Art der erzeugten Gärung: a. Oberhefe und b. Un-
terhefe. Oberhefe vergärt stürmisch bei 18–25 Grad, Unterhefe langsam bei
4–10 Grad. In den Bäckereien benützt man Presshefe, eine in Hefebrenne-
reien hergestellte Oberhefe. Die erforderliche Maische wird aus Roggen- und
Maisschrot unter Zusatz von Gerstenmalz bereitet und gesäuert (mit Milch-
säure). Die reife Hefe wird von der vergorenen Hefemaische abgeschöpft,
von den Trebern abgeseiht, in Filterpressen entwässert und verpackt in den
Handel gebracht, sie stellt eine grauweiße Masse dar, die möglichst kühl auf-
bewahrt werden muss. Die rückständige Maische wird behufs Gewinnung
von Kornbranntwein destilliert. So weit das Lexikon aus dem Jahre 1905.
(Was das Buch nicht sagt: Die Enzyme stammen von Hefepilzen und
diese Hefepilze produzieren – Östrogen! Und zwar hochwertiges, reak-
tionsstarkes Östrogen – seit Großmutter-Zeiten überprüft und bestätigt
gefunden.)

Aber das ist nicht alles, was sich über Hefe sagen lässt. Denn Hefe besitzt einen Stoff, der dem männlichen Organismus sozusagen besonders
und grundsätzlich entgegenkommt. Der Stoff heißt Spermin, chemisch
identisch mit Piperazin, er führt in den Büchern, auch in modernen Le-
xika und auch in medizinischen Nachschlagewerken, ein unerklärliches
Schattendasein.

Zum Beispiel:

Lexikon Herder 1967
Stichwort Spermin: … *ist eine aliphatische organische Base in Hefe und im*
Sperma, das dadurch alkalisch reagiert. (Kein Hinweis auf Piperazin.)

Stichwort Piperazin: … $C_4 H_{10} N_2$, *starke Base; als Vulkanisationsbeschleu-*
niger, Wurmmittel und zu anderen medizinischen Präparaten verwendet.
(Kein Hinweis auf die Identität mit Spermin; kein Hinweis auf Hefe
und Sperma.)

Stichwort Hefe(n): ... *Hefepilze, Sprosspilze, Familie der Schlauchpilze ... einkernige Mikroorganismen, die sich durch Zellsprossung vermehren ... sind an der Gärung (Alkoholgärung) beteiligt ... durch hohen Gehalt an Aminosäuren, Eiweiß und Vitamin-B-Komplex sind sie wichtig für die menschliche und tierische Ernährung ...* (Kein Hinweis auf Spermin.)

Pschyrembel 1977
Spermin = Piperazin $C_{10} H_{26} N_4$, chemische Substanz im Sperma, charakteristischer Geruch, vgl. Spermakristalle (kein Hinweis auf Hefe).
(Zur Information: Pschyrembel 1994, Stichwort Spermin: *... = $C_{10} H_{26} N_4$, ein in der Prostata gebildetes Polyamin im Sperma mit charakteristischem Geruch, wirkt strukturstabilisierend auf* DNA. – (Kein Hinweis auf Piperazin, kein Hinweis auf Hefe.)

Herder 1907
Spermin = organische Base der Hoden. Salzsaures Spermin = Nerven anregendes Tonikum bei Neurasthenie, Tabes (Rückenmarkschwindsucht nach Syphilis) etc. (Kein Hinweis auf Hefe.)

Herder 1906
Piperazin = organische Base, bildet mit Harnsäure ein leicht lösliches Salz, daher medizinisch als Harnsäure lösendes Mittel gegen Gicht und Rheuma verwendet. (Piperidin = Spaltungsprodukt des Piperins = Alkaloid des schwarzen Pfeffers.) Gegen Malaria und Dyspepsie. (Kein Hinweis auf Spermin.)

Also bitte: Nur das Lexikon Herder 1967 erwähnt unter dem Stichwort Spermin überhaupt das Vorkommen des Stoffes in der Hefe *und* im Sperma. Aber umgekehrt unterbleibt beim Stichwort „Hefe" auch im Lexikon des Jahres 1967 die Erwähnung von Spermin bzw. Piperazin.
Alle anderen genannten Nachschlagewerke verzichten – oder vermeiden (?) den Hinweis auf die Identität des Stoffes namens Spermin im Sperma und in der Hefe oder den auf die Identität von Spermin und Piperazin. Man muss die Begriffe kreuz und quer im Rückkopplungsverfahren

überprüfen, sonst bleibt man auf der Strecke und erfährt nicht, dass Spermin identisch ist mit Piperazin, welches sich im schwarzen Pfeffer *und* in der Hefe findet *und* im Sperma, genauer: im Sekret der Prostata. Es darf nicht wundern, wenn die Mediziner wenig Ahnung haben von Hefe/Piperazin/Spermin. Denn welcher Mediziner hat oder nimmt sich die nötige Zeit für dieses mühevolle Rückkopplungs-Fragespiel? Leider entgehen den Medizinern auf diese Weise auch die therapeutischen Einsatzmöglichkeiten gewisser Naturmittel wie zum Beispiel – der Hefe.

Die Überlegung drängt sich auf, dass man mittels Hefe auf den entarteten Mittellappen der Prostata einen Mehrfacheffekt ausüben kann, indem man ihm mit der Hefe nicht nur Östrogen verabreicht, sondern zugleich auch Spermin, und ihm so gleichsam den vertrauten alten Geruch vor die Nase hält wie einem Hund, der Witterung nehmen soll, die Droge.

Einzig wichtig ist im Augenblick, dass der rebellische mittlere Prostatalappen unseres Freundes sogleich, nachdem er zwei weibliche Naturhormone zu spüren kriegt, Zufriedenheit entwickelt, sich bestätigt fühlt, den Rückweg antritt und nicht weiter schreit und protestiert und rebelliert und proliferiert, dies umso mehr, als auch das schwächere Sabal die vergrößerte Prostata eine Zeit lang besänftigen konnte. Der mittlere Lappen, dieser Pseudo-Uterus, dessen wahre Bestimmung eben nicht die Schwangerschaft, sondern das stille Ausharren im Gehäuse der männlich dominierten Drüse ist, inmitten der beiden männlich stimulierbaren Außenlappen – dieser mittlere Lappen müsste/muss sich in der Krise benehmen wie eine Schilddrüse, die sich zufrieden gibt, sobald sie den Stoff kriegt, den sie will und braucht: Sobald eine Schilddrüse ausreichend Jod erhält, sieht sie – in aller Regel – keine Veranlassung mehr, ihren Umfang zu vergrößern. Sie verzichtet auf das Vergrößern, richtet sich mit dem angebotenen Stoff ein, zieht sich zurück und gibt sich mit der Normgröße zufrieden. Genau dieses Verhalten müsste/muss der mittlere Lappen der Prostata an den Tag legen, wenn und sobald er sich auf exogen angebotenes erstklassiges Östrogen einlässt. Denn sobald der mittlere (rückwärtige) Lappen erhält, was er will, muss er sich in seiner Weiblichkeit bestätigt sehen – (ja! in *seiner Weiblichkeit*!) und

89

– muss sich zufrieden geben. Und muss/wird sich zurückziehen. Und wird kleiner. Und gibt den Harnweg frei. Und nimmt Normgröße an (oder Gardemaß). Jawohl, da er doch allerfeinstes Naturöstrogen bekommt, keinen Ersatz, sondern nur beste Naturqualität und außerdem: in zweifacher Gestalt, als Brennnessel-Östrogen und als Hefe-Östrogen. In summa: Ein Super-Sabal sozusagen, das alle Sabal-Potenzen und Sabal-Urtinkturen übertrifft.

Fehlt uns noch eine Information? Könnte noch ein wichtiger Hinweis irgendwo versteckt sein?

Dem Klinischen Wörterbuch Pschyrembel, Ausgabe 1977, entnehmen wir: Der Samen (das Sperma, die Samenflüssigkeit) ist eine Mixtur aus hauptsächlich vier verschiedenen Flüssigkeiten, bestehend aus der Samenflüssigkeit im engeren Sinn plus den Sekreten aus den Nebenhoden, den Samenbläschen und der Prostata – und dem Sekret der Cowperdrüsen. Außerdem enthält die Samenflüssigkeit bis zu 90 % Wasser, ferner Eiweiß, Fett, Fruktose, Lezithin, Cholesterin, Schleim, Chloride, Phosphate und – Spermin (chemisch = Piperazin).

… Spermin (= Piperazin) ist ein Zerfallsprodukt der Nukleinsäuren im Sperma und bewirkt dessen charakteristischen Geruch. Danke! Wir wissen längst, dass Spermin = Piperazin auch enthalten ist in der Hefe!

… Hefe: Faex, der Name Hefe kommt von „heben", da Hefe den Brotteig hebt, teilt das klinische Nachschlagewerk mit. Nicht mitgeteilt wird, dass Hefe Spermin = Piperazin enthält. Aber: … es gibt kein sicheres Unterscheidungsmerkmal zwischen pathogenen und a-pathogenen Hefen. Aber es heißt auch: Faex medicinalis = Bierhefe. … Menschen- und tierpathogene Hefen sind stets wilde Hefen, keine so genannten Kulturhefen der alkoholischen Gärung. … Menschenpathogen sind *hefeähnliche* Pilze (Cryptococcus).

(Zur Information: Pschyrembel 1994: Faex medicinalis: = entbitterte Back- oder Bierhefe von Saccharomyces cerevisiae bzw. carlsbergensis; enthält vor allem Vitamine der B-Gruppe, Verwendung: bei Akne, Furunkulose, als Lyophilisat (gefriergetrocknet) mit lebenden Zellen zur

Behandlung akuter Diarrhöen, (Wachstumshemmung fakultativ pathogener Mikroorganismen, Regenerationsförderung der natürlichen Darmflora).

Will sagen: Die Sorge, Bier- oder Bäckerhefe könnte in irgendeiner Weise pathogen wirken (der Pilzsprosse wegen), dürfte damit gegenstandslos geworden sein, zumal dann, wenn Hefe 1. in kleinen Mengen 2. stets zusammen mit Milchsäure genommen wird, weil Milchsäurebakterien eine (nach oben Gesagtem nicht vorhandene) Pathogenität verhindern (Constantin Hering).

Wir halten fest: Auch die Bier- oder Bäckerhefe enthält Spermin bzw. Piperazin und auch in der Bier- oder Bäckerhefe stammt der charakteristische Geruch (und Geschmack) aus der Substanz namens Spermin. Womöglich ist Hefe in Sachen Prostatawucherung gerade deswegen besonders angezeigt, weil Hefe eben beides enthält (unter anderem): sowohl das weibliche Hormon Östrogen wie zugleich den Prostata-Sekret-Bestandteil Spermin! – Womöglich!

Wir wollen den doppelten Effekt: Der östrogenhungrigen Drüse geben, wessen sie bedarf – und zugleich der Prostata durch den Hefebestandteil Spermin (Piperazin) in Erinnerung rufen, was sie zu tun oder zu produzieren hat; das Sekret mit dem altvertrauten Geruch und dem charakteristischen Geschmack.

In unserem schwäbischen Tüftlergemüt fragen wir uns besorgt, ob wir irgendetwas vergessen, irgendetwas Wichtiges übersehen haben könnten? Wir rekapitulieren:

Pro Ejakulation werden circa 3,5 ccm Samenflüssigkeit entleert, wobei sich in einem einzigen Kubikzentimeter Samenflüssigkeit circa 100 Millionen Samenzellen befinden. Eine naturgewollte Verschwendung. Die Verschwendung macht hier nicht halt. Auch die Sekrete von Samenbläschen und Prostata(außenlappen) erreichen verschwenderische Mengen, wenn sie mehr als fünfzig Prozent der Samenflüssigkeit liefern. Diese Verschwendung macht Sinn: Denn nur dank dieser reich fließenden Säfte bleibt die Prostata, was sie ist und schwillt nicht an. Erst das Strömungs- und Saftdefizit, begleitet von einem sechsfachen Signaldefizit,

bringt die Prostata außer Kurs: Der urweibliche Kern im Prostatamit-
telteil wird vom Signaldefizit, von der Funkstille ringsum, aufgerufen;
dann wird sie vom Strömungsdefizit, von der Trockenlage ringsum,
wachgekitzelt – und verlangt gebieterisch, was ihm frommt, ihm, dem
ur-weiblichen Prostatamittellappen-Kern: weibliche Hormone.
Das ist der ganze Witz.
Leider findet die Gewebevergrößerung des schreienden Mittellappen-
kerns genau dort statt, wo der Harn aus der Blase quillt: unter und in
dem Blasenhals. Der wird verstopft und immer mehr verstopft und verstopft den Harnweg. Und die Männer stehn und fragen sich und werden ihren Harn nicht los.
Wir werden den Mittellappen der Prostata des schlafenden Freundes mit
beiden Östrogenen beglücken – und werden ihn so zur Raison bringen,
und zwar noch heute – oder wir geben uns geschlagen und verzichten
für immer darauf, unseren alten Schwur einzulösen. Die Klinik ist nicht
weit.

Fünf Uhr morgens.
Der Tag bricht an. Auch im kahlen Köln gibt es ein paar Bäume, in denen ein paar Vögel den Tag einsingen.
Der wassergefüllte Mann schläft oder gibt vor zu schlafen. In drei Stunden schreiten wir zur Tat. Gleich zum Frühstück – oder statt des Früh-
stücks – erhält seine mütterlich geschwollene Prostata das, wonach sie in
ihrem weiblichen Drang schreit, und zwar erhält sie es dreimal täglich
im Abstand von vier bis sechs Stunden.

Wir beginnen mit dem dank Peter Rosegger bekannten Stutenverjün-
gungsmittel *Brennnesselsamen*: ein bis zwei gehäufte Kaffeelöffel, vermengt mit dem Turbolader und Scheich-Erfreuungsmittel Eigelb.
Zu Mittag erhält die gewucherte Prostata das Anti-Wallungsmittel der
Großmutter: ein daumenkuppen-dickes Stück Bäckerhefe, vorsichtshalber vermengt mit einem Becher Joghurt, damit das Pilzprodukt Hefe in
Magen und Darm keinen Schaden anrichtet, wie schon der Arzt und

Hahnemann-Freund Constantin Hering in seiner homöopathischen Hausapotheke im 19. Jahrhundert empfahl.

Statt Abendessen gibt es noch einmal den Östrogenlieferanten Brennnesselsamen plus Eigelb. Und wenn dann die Prostata nicht reagiert, wenn sie sich nicht zurückzieht, wenn sie nicht zu schrumpfen beginnt oder sonst (aber wie?) zu verstehen gibt, dass sie einverstanden ist mit unserer Strategie und unseren Östrogenlieferanten, wenn sie also den Harnweg nicht freigibt – dann kommt der Mann umgehend ins nächste Krankenhaus. Ohne Wenn und Aber.

Die Cholesterinfrage lassen wir vorläufig außer Acht. Die Frage ist nachrangig. Der Mittellappen der Prostata muss weichen, er muss den Harnweg freigeben. Alles andere kümmert uns jetzt nicht.

Doch erhebt sich die Frage: Wie viel Zeit muss vergehn, bis ein östrogengefüttertes Organ Wirkung zeigt?

Bis wir wissen, ob wir auf dem falschen Weg sind oder nicht: vier, sechs oder acht Stunden?

Von morgens acht oder neun Uhr an gerechnet, müsste sich gegen Abend – oder vielleicht schon früher, schon nachmittags – eine erste Wirkung zeigen. Spätestens am Abend müsste die Stunde der Wahrheit schlagen. Dann wird/müsste sich zeigen, ob die Naturhormone halten, was wir uns von ihnen versprechen. Und auch, ob der Verstärker Eigelb ein morgenländisches Märchen ist oder ein probates Mittel. Entweder wird gegen Abend der Mann sein Wasser wieder los, wenigstens ein wenig, wenigstens so weit, dass die Blase vor dem Zerreißen bewahrt bleibt und die Nieren vor dem Versagen – oder die ganze Analyse ist falsch. Und die Zusammenhänge sind ganz andere. Und wir werden uns damit abfinden, dass wir es nicht geschafft haben, das alte Versprechen zu halten – und werden dem Urologen das Feld überlassen.

Bemerkenswert – und auch verwirrend – ist und bleibt, dass im weiblichen Organismus, also in der richtigen Gebärmutter, Östrogene verdickend, Gewebe vermehrend, d.h. proliferierend wirken, während sie in der falschen Gebärmutter, im Mittellappen der Prostata, genau gegenteilig wirken – oder wirken sollen: ent-dickend, Gewebe vermindernd, ent-wuchernd. Sie sollen die Rolle rückwärts einleiten. Ob sie es tun? Wir werden sehen.

Jetzt drei Stunden Schlaf und dann – auf zur Tat.

22. Mai 1991 – Beginn der Therapie

Der Harngeplagte erhebt sich gegen sieben Uhr, verspürt keinerlei Harndrang, begibt sich dennoch zur Toilette und wartet, wartet, wartet eine Ewigkeit, bis endlich zwei, drei Tröpfchen sich lösen. Das Gefühl des Platzenmüssens, sagt er kraftlos, sei unerträglich. Seine Augenlider, seine Finger wurden noch dicker über Nacht. Ohrensausen wie gehabt, sagt er.

Müde schleppt er sich zum Frühstückstisch, will hören und nicht hören, was ich gefunden habe in der Nacht, rührt gehorsam, willenlos in das weich gekochte Eigelb – wie von mir verlangt – zwei gehäufte Kaffeelöffel Brennnesselsamen, isst die gelbgrüne Mischung, ohne Salz. Das Eiweiß bleibt unberührt. Acht Uhr.

Er fragt nicht, woher um diese Zeit der Brennnesselsamen kommt. Jetzt, Mitte Mai, stehen die Brennnesseln erst in Blüte, den Samen setzen sie erst nach Johanni an; ausgereift und keimfähig ist der Samen erst Ende August. Dieser Brennnesselsamen stammt aus der letztjährigen Ernte. Glück für den Mann, dass wir Brennnesselsamen nicht ausgehen lassen, so wenig wie Salz oder Brot oder – Hefe.

Unser Freund fragt nichts, sieht mich von Zeit zu Zeit zweifelnd an, während er die spröden dunkelgrünen Körnchen schluckt. Nein, er will keine nähere Begründung hören, er will überhaupt keine Erklärung hören, keine Einzelheiten, nichts, eine Analyse interessiert ihn nicht, er will nur klare Anweisungen, ohne jede Erläuterung. Für Erläuterungen sei er zu müde, sagt er. Und isst zum grüngelben Gemisch ein wenig Brot, mit Butter dünn bestrichen, trinkt mit besorgter Miene ein wenig Kräutertee, legt sich kopfschüttelnd und seufzend wieder auf das Notbett, als wolle er weiterschlafen. Oder bloß liegend weiterwarten. Warten auf den ersten Harnstrahl wie auf den Strahl der Morgensonne.

Dass es Stunden dauern wird, bis eine Wirkung überhaupt eintreten *kann* – falls eine Wirkung eintritt – brauche ich ihm nicht zu sagen. Sechs bis acht Stunden muss er sich noch gedulden. Hoffentlich, sagt er, hält die Blase das noch aus.

Mehr als sechs oder acht Stunden dauert es nicht, versuche ich zu trösten. Er schweigt, denkt wahrscheinlich genau wie ich schon an die Klinik als letzten Rettungsanker. Niemand kann wissen, wie schnell das Organ „anspricht", wie schnell oral zugeführte Stoffe am Zielort ankommen und dort alle Stoffwechselprozesse in Gang setzen, die nötig sind, um das seit langem aufgeplusterte Gewebe allmählich wieder abzubauen oder um wenigstens den Startschuss zum Abbau zu geben. Oder um – endlich kommt mir das Wort wieder in den Sinn! – das *Signal* zum Abbau zu geben. Mehr als acht Stunden wird das nicht brauchen. Haben wir bei Martins Neurodermitis nicht schon nach vier Stunden eine erste Reaktion auf die Vitamine erhalten? Dauern Hormonprozesse länger als Vitaminprozesse? (Eine orale Aufnahme vorausgesetzt?) Wie schnell kommen die neuen Hormonsignale bei der Prostata an? Wie prompt reagiert ein störrischer Mittellappen? Wie schnell zieht sich das überzählige Gewebe zurück? Wenigstens so weit zurück, dass ein dünner Harnstrahl hindurchpasst? Kann das überhaupt schon geschehen nach zwei Portionen Östrogen? Nach diesem Brennnessel-Frühstücks-Östrogen und dem als Mittagessen folgenden Hefe-Östrogen? Welche Durchschlagskraft, welche Befehlsgewalt besitzen die kleinen grünen Körnchen und der graue unscheinbare Hefeklumpen? Und – beide zusammen? Gibt es da vielleicht Synergieeffekte? Gibt es da eine gegenseitige Optimierung? Vor allem mit dem Turbolader Eigelb? Oder kommt es im Gegenteil zum Konflikt? Zur gegenseitigen Blockade?

Schweigend, manchmal seufzend, manchmal vor sich hin murmelnd, liegt der aufgeschwemmte Mann auf seinem Notbett, eine Zeitung in

den Händen, in die er keinen Blick wirft. Er starrt zur Decke, schließt die Augen, scheint nachzudenken, fragt dann doch: Und warum Hefe? Was soll an Hefe gut sein?
Ja, warum Hefe?

Ich wiederhole die Hefe-Erkenntnisse der letzten Nacht.
„Soll ich glauben", sagt der Mann von der Liege her, – „ein Mann ist keine Frau!" Und setzt hinzu: „Spermin!"
Er schließt die Augen. Die Zeitung fällt zu Boden.

Um halb eins, viereinhalb Stunden nach der ersten Östrogenportion: keine Reaktion. Nichts. Kein Tröpfchen Harn. Keine Spur von Harndrang, nein! Nicht einmal Harndrang spürt der Mann! Nur das immer unerträglichere Gefühl des Platzenmüssens.
Ich nötige den skeptisch mürrischen, den leidenden, stöhnenden Mann zur zweiten Östrogen-Runde: Ein daumendickes Stück Hefe, grob gebrochen aus dem Klumpen, verrührt mit einem Becher Joghurt. Weiter nichts.

Dem Mann ist das recht. Er hat ohnehin keinen Platz mehr in seinem Leib. Und außerdem, sagt er nebenbei, leide er an Hämorrhoiden, seit längerem schon, ungefähr, seitdem das mit der Prostata anfing, die Hämorrhoiden seien gleichsam parallel entstanden. Jeden Morgen, wenn er den Darm entleere, liege Blut obenauf, ungefähr ein Schnapsglas voll, helles Blut, auch bei weichem Stuhl, sogar bei Diarrhoe sehe da manchmal „die ganze Sache" hellrot aus.
Schon möglich, dass die allzu groß gewordene Prostata auf den Mastdarm drückt, so sehr, dass die Blutgefäße eingeschnürt werden und gleichsam Krampfadern im After entstehen. Aber dieses Problem bitte jetzt nicht auch noch! Irgendwo in meinem Hinterkopf spukt ein Rezept gegen Hämorrhoiden herum, ein homöopathisches Rezept, nicht die Eiswatte, die in meiner Familie früher gegen Hämorrhoiden in den After geschoben wurden (mit Erfolg, übrigens). Nein, es geht um eine Kombination zweier Substanzen – aber das Rezept bleibt im Dunkeln

und Ungewissen, und ich beruhige ihn und mich damit, dass Hämorrhoiden nicht unbedingt lebensgefährlich sind, wohl aber eine Harnwegsblockade.

Der Mann löffelt die dünnflüssige Hefe-Joghurt-Mischung, sieht mich misslaunig an, die Augen klein und trüb in dem bleichen, grauen, gedunsenen Gesicht, er blickt zum Fenster und sagt: Er halte es nicht mehr aus.

Dieses Warten, diese Ungewissheit, dieses Platzenmüssen. – Ob er in die Klinik wolle? – Oh nein, er hat eine andere Idee: Er will weg, will fahren, will mit dem Auto weit wegfahren, denn gehen kann er nicht, jeder Schritt tut weh, überall tut es weh, aber fahren könne er, behauptet er – besser sei es, wegzufahren als hier herumzuliegen!

Er verlässt die Küche, strebt zur Tür.

„Ich geh weg", sagt er entschlossen, nimmt die Autoschlüssel aus der Tasche und öffnet die Tür.

In diesem Zustand will der Mann Auto fahren? Mit Harn angefüllt zum Platzen? Wie lange kann es dauern, bis seine Hirntätigkeit nachlässt? Wie lange bleibt der Mann noch wach? Und bei Verstand? Und wohin will er bitte fahren?

Irgendwohin, sagt er, – immer geradeaus. Und ist schon aus der Tür, geht die Treppe hinunter, lässt sich nicht aufhalten.

Der Mann könnte Auto fahrend das Bewusstsein verlieren, könnte einen Autounfall verursachen, könnte umkommen und andere in Gefahr bringen. Ich will ihn von seinem Plan abbringen, aber der Mann ist nicht zu halten, er entwickelt eine ungeahnte Energie, geht weiter, die Treppe hinunter, ich hinterdrein. Kann ich ihn schon nicht zurückhalten, so muss ich doch wenigstens neben ihm im Auto sitzen, kann notfalls ins Steuer greifen.

Wir fahren die Aachener Straße entlang, immer geradeaus, biegen bei Junkersdorf in die Autobahn Richtung Aachen, der Mann schweigt, ich schweige, keine Radiosendung bitte, wir fahren schweigend, der Mann beherrscht das Fahrzeug sicher, wir erreichen Aachen, ich schaue nicht auf die Uhr, weiß nicht, wie lange wir unterwegs sind, der Mann will keine Pause machen, will weiterfahren, einfach bloß fahren, nur fahren, immer geradeaus, da fällt mir ein, dass gleich hinter der holländischen Grenze eine Stadt namens Heerlen liegt, es ist die Stadt, in welcher der österreichische Schriftsteller Thomas Bernhard geboren wurde, im Jahre 1930, vor mehr als sechzig Jahren, bis dahin mache ich das Spiel noch mit, noch bis zu Thomas Bernhards Geburtsstadt. Doch dann – ?

Wir erreichen Heerlen, gelangen irgendwie zur Stadtmitte, halten vor einem Supermarkt, in welchem sich ein Restaurant befindet, oben im ersten Stock. Ich habe den Wunsch, eine Toilette aufzusuchen, der Mann hat diesen Wunsch nicht, ist aber einverstanden, wir gehen die Treppe hoch, der Mann geht mühsam, schleppend, hier gibt es kein wc, sagt der Mann, das gibt es nicht, sage ich, dass es hier kein wc gibt, jedes Restaurant auf der ganzen Welt ist verpflichtet, ein wc zu haben.
Oben angekommen, der Mann einen Schritt hinter mir, entdecke ich das Hinweis-Schild für die Toiletten. Plötzlich fasst der Mann nach meinem Ärmel, starrt mich an, reißt die Augen auf, wie ungläubig, als vernehme er eine fremde Botschaft, als höre er geheime Stimmen, schaut mich wie abwesend an, sagt wie von fern her: „Ich – ich habe Harndrang! Ich spüre Harndrang! Ich muss zur Toilette! Sofort!"
Ehe ich eine Frage stellen kann, geht er davon und verschwindet hinter einer Tür.
Ich setze mich an den nächsten Tisch, unterdrücke meinen eigenen Harndrang, bestelle ein Mineralwasser und warte.
Es ist zehn Minuten nach vier Uhr nachmittags. Rund acht Stunden sind vergangen seit der ersten Östrogenportion. Rund dreieinhalb Stunden seit der zweiten, der Hefeportion. Ist es möglich, dass ein Hormon in acht Stunden, das andere in vier Stunden zur Wirkung kommt? Oder dass sie zur Wirkung kommen, weil sie sich gleichsam in der Mitte ihrer Möglichkeiten treffen? Dass Brennnesselsamen allein acht Stunden, Hefe aber *nach* dem Brennnesselsamen bloß noch vier Stunden braucht, dank der Vorarbeit, die der Brennnesselsamen schon geleistet hat? Dass Hefe allein oder *vor* dem Brennnesselsamen auch acht Stunden gebraucht hätte? Ist es möglich, dass beide zusammen das aus den Fugen

geratene Organ so beeinflussen, dass es sich umstimmen und – verkleinern lässt? Dass es den Rückweg einschlägt?

Ich warte und warte. Der Mann kommt nicht zurück.

Ist er ohnmächtig geworden? Ins Koma gefallen? So plötzlich? Soll ich zum Männer-wc gehen? Kann ich das so einfach? Darf man das? Aber ich muss nachsehen, muss wissen, was mit unserem Freund los ist. Oder soll ich lieber der Bedienung Bescheid sagen? Oder zur Sicherheit einen Notarzt rufen? – Auf Holländisch?

Während ich nach der Bedienung Ausschau halte, entdecke ich weit hinten im Raum, ganz hinten an der Wand, den Mann, er hält den Kopf hoch, geht gerade, geht langsam, doch mit einem Strahlen im Gesicht, kommt mit hellem, glückseligem Gesicht auf mich zu, geht immer noch langsam, geht feierlich, schreitet wie ein Sieger, setzt sich, atmet tief und sagt:

„Eine Befreiung! Es war – eine Befreiung! Ich bin befreit! Ich bin – neu geboren."

Er kann es nicht oft genug sagen. Befreit und neu geboren in Heerlen in Holland am 22. Mai 1991, nachmittags um zehn nach vier.

Natürlich war der Strahl fadendünn und gedrillt wie immer in der letzten Zeit, aber es floss ein zusammenhängender Strahl heraus und nicht bloß einzelne Tropfen, nein, ein richtiger Strahl, kein Tröpfeln und kein Kleckern, ein zusammenhängender richtiger Strahl – wie schon lange nicht mehr.

Vor Freude vergesse ich fast, dass auch ich zur Toilette wollte. Gut denn: Wir sind auf dem richtigen Weg. Dann wollen wir jetzt nach Hause fahren, um die dritte Portion Östrogen im verabredeten Rhythmus zu nehmen. Dreimal täglich in vier- bis sechsstündigem Abstand. Wenigstens an diesem ersten Tag. Zu Hause wartet wieder ein Eigelb mit den kleinen grünen Brennnesselsamenkörnchen.

Zum Glück reicht mein Vorrat bei dieser Dosierung noch ein paar Monate. Wobei wir jetzt noch gar nicht wissen und nicht wissen können, wie viele Wochen oder Monate wir brauchen werden. Aber egal: Die

Gefahr ist gebannt. Die Blase ist nicht geplatzt und die Nieren tun offensichtlich wieder ihre Arbeit und der störrische Mittellappen zieht sich zurück, der Blasenhals wird freier und irgendwann (wann wohl?) wieder ganz frei sein. Frei und offen und durchlässig. Und das Problem Harnwegsblockade kann dann zu den Akten.

„Pissen wie ein Hund", sagt der Mann, „davon konnte ich nur noch träumen. Was jeder Hund kann, konnte ich nicht mehr. Wenn das nicht unmenschlich ist."

Nun kann er es wieder, wenigstens ein bisschen. Und wenn er es wieder ganz richtig kann wie jedermann – ist dann das Problem Prostatavergrößerung gelöst? Ist diese BPH dann – für immer beseitigt? Bin ich das Problem dann los? Bin ich es los in dem Moment, da der Harnstrahl wieder ordnungsgemäß breit und stark und hochgewölbt fließt?

Was geschieht, was wird, was muss geschehen, wenn und sobald wir den Brennnesselsamen und die Hefe wieder absetzen, nachdem die Prostata auf Normalmaß geschrumpft ist? Geschieht dann etwa nichts? Bleibt alles gut, als sei nie etwas gewesen? Wird die Prostata nicht vielmehr sofort wieder ihr altes Spiel beginnen, sich weiblich fühlen, nach Östrogenen schreien und Hefe und Brennnesselsamen begehren? Und so weiter und so weiter, unaufhörlich? Muss der Mann weibliche Hormone nehmen ad infinitum? Bis an sein seliges Ende? Und wird dann, beherrscht von weiblichen Hormonen, irgendwann nicht mehr Mann sein, sondern – ein Zwitter? Ein Neutrum? Ein irgendwas? Wird weder Mann noch Frau sein und – todunglücklich?

Nein, so schnell ist das Problem nicht gelöst, wir werden dieser ersten Phase eine zweite folgen lassen müssen. Doch davon sage ich dem glücklich am Tisch sitzenden Mann noch nichts, er bestellt eine Flasche Mineralwasser und trinkt, trinkt, trinkt – gierig, in großen Zügen. Und während er trinkt, überfallen mich die Gedanken weiter.

Sobald die Östrogen-Phase abgeschlossen ist (wann wohl?), muss ich das Steuer herumreißen, muss der Prostata klar machen, dass sie ein männliches Organ ist und männlich zu sein hat – doch wie macht man das? Bleiben ein paar Wochen, ein paar Monate Zeit, um das auszutüfteln. Aber tüfteln muss ich, sonst wäre diese Befreiung umsonst gewesen, wär vergebliche Liebesmüh gewesen und der Mann täte dann doch besser daran, sich in die nächste Klinik zu begeben, um das herrische Ding ein für alle Mal entfernen zu lassen – mit allen mehr oder minder unangenehmen Folgen, die ja immerhin nicht lebensgefährlich sind.

Während der Mann auf der Rückfahrt über Aachen nach Köln sich freut, als sei er Hans im Glück, und singt und lacht und ein übers andere Mal sagt, er sei wie neu geboren, sehe ich das neue Problem auftauchen wie eine Felswand, die ich bezwingen soll.

Der Mann will wissen, weshalb ich gar nicht fröhlich bin, ob mich sein Glück (Sein Glück! sagt der Mann – war es nur Glück? War es nicht – Logik? Physio-Logik?) – ob mich sein Glück nicht freue.

„Wir haben es geschafft“, sagt er und glaubt wohl, was er sagt, und ahnt nicht, wie weit und steil der Weg noch ist. Und außerdem: Jetzt merke ich, wie wenig Schlaf ich hatte in der letzten Nacht.

Abends isst der Mann geradezu begierig das verordnete Eigelb mit dem Brennnesselsamen, trinkt Kräutertee, danach ein Bier – ein Kölsch an einem warmen Frühsommerabend, ein wahres Labsal. Und außerdem: Bier enthält Hopfen und Hopfen enthält Östrogen, wie ausgeprägt auch immer, – in dieser Phase kann Bier nur unterstützend wirken. Und das tut es auch. Voll Zuversicht begibt sich unser Freund auf die Toilette, um anschließend glücklich wie ein Kind Vollzug zu melden: Strahl immer noch nudeldünn, immer noch gedrillt, immer noch unbeeinflussbar, nicht durch Drücken und nicht durch Pressen oder Schütteln – aber: Es läuft und läuft und läuft. Die Blase leert sich – fast.

An diesem Maiabend sinken alle erschöpft und fast zufrieden in die Kissen. Es herrscht ein Gefühl wie bei einem Krimi, dessen guten Ausgang man ahnt.

23. Mai 1991

Der nächste Morgen liefert den unumstößlichen Beweis: Die Befreiung war kein Täuschungsmanöver, es war die erste Station auf dem Weg zurück. Die Zuversicht wächst. Der Harnstrahl, immer noch gezwirbelt

und dünn – „er spritzt herum", sagt der Mann, als er von der Toilette kommt – ist angeblich eine kleine Spur mächtiger geworden. Nein, ich kontrolliere das nicht, indem ich mich zum Beispiel das nächste Mal in der Toilette neben den urinierenden Mann stelle. Das kann ich nicht und will es auch nicht können. Mir genügt der „Frontbericht", denn er ist glaubwürdig: Die Wassersäule, die gestern noch hochauf und straff zwischen Scham und Rippen sich wölbte, bildet sich zurück, ist kleiner geworden, Hände und Finger sind weniger geschwollen, die Augen versinken nicht mehr unter schwammigen Ödemen und – der Mann kehrt zu den alten Gewohnheiten zurück: Er, der vor kurzem nichts mehr trinken wollte in seinem Leben, trinkt vor dem Frühstück zuerst eine Flasche Mineralwasser und löffelt erst dann – mit Hingabe – das Gemisch aus Eigelb und Brennnesselsamen und verlangt danach ein „richtiges, ein ordentliches Frühstück", nicht bloß Müsli, nein, er möchte wenigstens ein Brötchen mit Erdbeermarmelade und – mindestens zwei Tassen Kaffee.
Die Harnblockade-Sorge scheint vorbei – und schon vergessen?
Und noch ein erfreuliches Ergebnis der eintägigen Östrogenwirkzeit ist zu vermelden: Das Ohrensausen, das gestern so unerträglich war, ist schwach geworden, so schwach, dass der Mann das Geräusch nur auf Nachfrage überhaupt noch wahrnimmt. Und die Erklärung? Will der Mann wissen. Von allen möglichen Zusammenhängen, die zu erwägen wären, drängt sich augenblicks die Überlegung in den Vordergrund, ob nicht der gesunkene Körper-Wasserstand allgemein die Druckverhältnisse so günstig beeinflusste, dass auch im Ohrbereich eine Entlastung eintrat. Der Mann gibt sich damit zufrieden. Doch mir kommt in Erinnerung, dass ich vor Jahren schlimmste Ohrgeräusche auf ganz andere Weise loswurde als durch Verringerung des Körper-Wasserstands:
Drei Nächte lang applizierte ich damals einen Wickel aus roh geschabten Zwiebeln vom Nacken bis unter die Ohren. Schon nach dem ersten Wickel spürte ich eine gewisse Verringerung des lästigen Dauergeräuschs, das Tag und Nacht angehalten und den Schlaf bis auf wenige Stunden verkürzt hatte. Nach dem dritten Zwiebelwickel verebbten die Geräusche ganz. Als sie Jahre später wieder auftraten, zu der Zeit, als ich den eigenen Urin für therapeutische Zwecke entdeckte, probierte ich

statt der Zwiebeln einen Wickel mit einem Wattestrang, der reichlich getränkt war mit dem eigenen Körpersaft (Mittelstrahlurin) – und siehe da: Der so genannte Tinnitus (lateinisch tinnitus = Geklingel) war wie weggeblasen. Später entdeckte ich, dass auch Magnesium die verdickte Endolymphe im Innenohr – denn sie schafft das Problem – zu lockern imstande ist und Ohrgeräusche mildert. Eine ähnliche Wirkung erzielt man mit Gaben von Vitamin A, denn auch Vitamin A weicht verhärtete Strukturen auf – in einem Maße, wie dies kaum für möglich gehalten wird. Ich weiß von einem Tierarzt, der beispielsweise Nierensteine bei Pferden mit Vitamin-A-Injektionen kuriert. Ja, auch Nierensteine können sich damit lösen, wenn nicht sogar auflösen. Auch ich habe eine schlimme Nierenkolik vor einiger Zeit auf diese Weise binnen Stunden gelöst. Aber für all das hat der Mann am Frühstückstisch kein Ohr. Ihm genügt, dass seine Ohren fast geräuschfrei sind und er den Kopf wieder heftig schütteln kann, ohne von Schwindel gepackt zu werden.

Wir vereinbaren, dass unser Freund vorsichtshalber noch einen Therapietag in Köln verbringen und erst am folgenden Tag die Heimreise antreten soll.

Die Stunden zwischen den Östrogengaben will er an diesem unfreiwilligen Urlaubstag den zwölf romanischen Kirchen Kölns widmen, ein wahrlich üppiges Tagesprogramm, mit dessen Verwirklichung er sogleich beginnt und sich bis zur Mittagsstunde verabschiedet.

So gewinne ich Zeit, um ein Merkblatt zu entwerfen, das es nun täglich auszufüllen gilt. Das Merkblatt soll den Mann zwingen, sich an die Anweisungen zu erinnern und sie – einzuhalten. Und mir sollen die Merkblätter einen Überblick über die Entwicklung verschaffen, indem sie die fortlaufenden Veränderungen von Urinmenge, Harnstrahlstärke und Harnstrahlqualität und nicht zuletzt vom Bauchumfang festhalten. Um jede Übertreibung zu vermeiden, beschließe ich, im Vertrauen auf die starke Wirkung der Naturhormone, die tägliche Östrogendosis zu verringern: Morgens und abends soll unserem Freund jeweils ein Kaffeelöffel Brennnesselsamen genügen (immer eingerührt in ein weich gekochtes Eigelb), während mittags ein Hefestück, dick wie das Endglied eines Fingers und eingerührt in ein Joghurt, ausreichen muss. Wir werden sehen.

Merkblatt zur Therapie
einer gutartigen Prostatawucherung

Datum:

I. Therapie

Frühstück:	1 KL Brennnessel-Samen:	○ ja ○ nein
Mittag:	Hefe mit Joghurt:	○ ja ○ nein
Abend:	1 KL Brennnesselsamen:	○ ja ○ nein

II. Trinkmenge
Wasser
Bier
Kräutertee
Kaffee

III. Beobachtungen:
1. Urinmenge: insgesamt pro Tag
2. Strahl: ○ gedrillt   ○ beeinflussbar
   ○ stark/schwach   ○ breit/dünn

IV. Ohrensausen: ○ ja   ○ nein

V. Bauchumfang in cm
1. morgens
2. abends

VI. Schwellungen im Gesicht

VII. Sonstiges

Als der Mann um zwölf wieder erscheint, studiert er mit Interesse die Fragen und erklärt sich bereit, bis zum Ende der Therapie jeden Tag die Urinmenge mittels Bierkrug zu messen, Fassungsvermögen 0,5 Liter (eine bayrische Halbe). Er will auf drei Halbe Urin pro Tag kommen.

Leider hatten wir am Vortag versäumt, den Bauchumfang des harngestauten Mannes zu messen, so werden wir nie mehr erfahren, wie sich die gestaute Wassermenge in Zentimetern Umfang ausgedrückt hätte. Um nun nichts mehr zu versäumen, holen wir das jetzt nach. Ergebnis: 99 cm, das Maßband angelegt exakt auf dem Gürtel.

Dieser zweite Therapietag verlief danach programmgemäß. Der Mann griff ohne Aufforderung zu Mittag zur Hefe, brockte ein fingerdickes Stück in ein Joghurt und betätigte am Abend selber den Eierkocher.
Tagsüber trank er reichlich Mineralwasser, nicht weniger reichlich Bier und zweimal zwei Tassen Kaffee. Mangels zünftigem Bierkrug blieben wir, was den Urinausstoß betraf, auf seine Schätzung angewiesen, er sprach von zwei Litern circa. Genug jedenfalls, um sich – wie er sagte – gerettet zu fühlen. Gerettet.

Am 24. Mai 1991 trat der Mann den Heimweg an, versorgt mit meinem Vorrat an letztjährigem Brennnesselsamen – eine mittlere Teedose voll – und einigen Würfeln Hefe. Die Therapie sollte nicht darunter leiden müssen, dass der Mann zu Hause sich nicht sogleich frische Bäckerhefe zu beschaffen wusste.

Der Tag der Heimfahrt war für die Therapie ein verlorener Tag, – wie nicht anders zu erwarten. Auch am folgenden Morgen, dem 25. Mai 1991, musste die erste Östrogenportion ausfallen – mangels frischer Eier. Die Rückmeldung lautete denn auch nur: Urin zufriedenstellend.
Endlich um die Mittagszeit des 25. Mai fand die Wiederaufnahme der Therapie statt: mit Joghurt und einem Klacks Hefe, am Abend gemäß der Vorschrift ergänzt durch die Kombination Eigelb-Brennnesselsamen.

Ab 26. Mai wurde die Therapie ohne Einschränkung beibehalten, und zwar wochenlang. Am Ende jeder Woche erhielt ich einen Stoß ausgefüllter Meldezettel mit allen gewünschten Informationen. Die Urinmenge steigerte sich von Ende Mai bis Mitte Juni von „schwach" bis „mittel", während die Schwellungen im Gesicht zurückgingen von „mittel" bis „schwach" und der Bauchumfang sich verringerte von 96 cm (6. Juni) auf 93 cm (11. Juni).

Am 19. Juni findet sich der Eintrag: morgens ein Liter Urin! (mit Ausrufezeichen), abends zweimal einen halben Liter Urin. Das macht, die Morgen- und Abendmenge zusammengerechnet, zwei Liter Urin, ohne die nicht gemessene Menge Urin über Mittag und Nachmittag. Und das alles bei hohem Wasser-, Bier- und Kaffeekonsum (ein Liter Wasser morgens, mittags 0,6 l Bier (2 × 0,3 l), abends 1,2 l Bier (4 × 0,3 l), sowie über den Tag verteilt vier Tassen Kaffee. Die wichtigste und hoffnungsvollste Mitteilung steht jedoch in der Mitte unseres Merkschemas an diesem Tag (19. Juni 1991): Der Strahl ist wieder beeinflussbar – „kann stoppen"! lautet der Eintrag in Klammern.

Von da an war klar, dass die auf jeweils einen Kaffeelöffel Brennnesselsamen reduzierte Östrogendosis neben dem Hefeklacks mittags zusammen ausreichte, um diese gutartig gewucherte Prostata gleichsam planmäßig zu verkleinern. Klar war nur noch nicht, wie lange der Prozess dauern würde beziehungsweise dauern musste.

Nein, ich wagte keine Prognose, der Mann auch nicht. Es war ihm gleichgültig. Die Therapie belastete sein Befinden nicht im Geringsten, lästig fand er nur, mittags Hefe in ein Joghurt einzurühren, was manchmal auf Schwierigkeiten stieß, wenn der Mann um diese Zeit dienstlich unterwegs war.

Am 20. Juni 1991 lautet der Eintrag zur Frage der Trinkmenge: morgens „mehr als ein Liter Wasser", abends fünfmal(!) 0,3 l Bier („immer Pils"). Auch die Urinmenge steigert sich erheblich: „tagsüber 4 × 0,3 – 0,5 l (viermal!), abends: 2 × mehr als 0,5 l Urin jeweils. Das Ohrensausen hat aufgehört, der Bauchumfang misst abends: 93 cm.

Nun möchte ich doch gerne wissen, wie groß oder besser wie klein die

Prostata in den vergangenen vier Wochen genau geworden ist und bitte den Mann, die Problemdrüse sonografisch, d.h. mittels Ultraschall, untersuchen zu lassen.

24. Juni 1991 – Tag der Sonografie

An diesem Tag findet die Sonografie statt. Das Ergebnis wird dem Hausarzt am 25. Juni 1991 schriftlich mitgeteilt; der Mann schickt eine Kopie davon nach Köln.

Unter dem Stichwort Beurteilung heißt es: An Leber, Gallenblase, Pankreas, beiden Nieren und der Milz kein auffälliger Befund. *Kein Restharn. Die Blase ist leer,* nachdem Herr ... schon zu Hause auf der Toilette war und anschließend 1,5 Liter getrunken hatte. Nach über einer Stunde auch nur mäßige Füllung der Harnblase, die glatt berandet ist und etwa ein Lumen von 50 ml aufweist. *Die Prostata* ist mäßig gut zu sehen, sie misst etwa 41 mm × 29 mm (vgl. folgenden Text).

Sonografie vom 24.06.1991: Leber normal groß, mit glatten Konturen und spitzkeilförmigen Rändern. Intrahepatisches Reflexmuster mittelgrob, gleichmäßig verteilt, nicht verdichtet. Gallenblase an regelrechter Stelle, im Inneren reflexfrei. Pankreas normal groß, dicht und homogen in der Struktur.

Unauffälliger Verlauf und Weite der großen Oberbauchgefäße. Beide Nieren nach Lage, Form und Aufbau regelrecht. Milz klein und schmal, fein granulär in der Struktur. *Im Unterbauch Harnblase praktisch leer,* nur *diskret als Doppelkontur erkennbar.*

Beurteilung: An Leber, Gallenblase, Pankreas, beiden Nieren und der Milz kein auffälliger Befund. *Kein Restharn. Die Blase ist leer,* nachdem Herr ... schon zu Hause auf der Toilette war und anschließend 1,5 Liter getrunken hatte.

> *Nach über einer Stunde auch nur mäßige Füllung der Harnblase,* die *glatt* berandet ist und etwa ein *Lumen von 50 ml* aufweist. *Die Prostata ist mäßig gut zu sehen, misst etwa 41 mm × 29 mm* und weist nach links hin einen kräftigen, breiten Reflex auf ohne dorsalen Schallschatten. Somit grenzwertig große Prostata mit Fibrose im linken Lappen.

Diese Beurteilung löst bei unserem Prostata-Mann einen Freudentaumel aus. Er hat es nunmehr schriftlich, von ordentlichen Doktoren (in einer Gemeinschaftspraxis) bestätigt bekommen: Seine Harnblase (Lumen 50 ml) entspricht wieder der Norm, ebenso die Prostata: Mit runden 4 × 3 cm (41 mm × 29 mm) liegt sie ziemlich exakt im Bereich der Durchschnittswerte. Gewöhnlich wird die Prostata als „kastaniengroß" oder „walnussgroß" in den Lehrbüchern beschrieben. Walnüsse und Kastanien messen im Durchschnitt 4 × 3 cm. Unser Freund meint, er sei dem Leben wieder geschenkt auf eine Art und Weise, wie er sie nicht mehr für möglich gehalten hatte: wiedergeboren als ganz normaler Mann. Zurückgekehrt in den Kreis der glücklichen Normalurinierenden. Etwas Besseres gäbe es nicht, sagt er am Telefon und ist bereit, mich ab sofort unter die olympischen Götter zu zählen. Er hält die Therapie für beendet und jubelt.

Doch gemach, der Jubel kommt verfrüht.

Wie wollen wir wissen, ob der gute Status, den die Prostata wiedergewonnen hat, jetzt schon stabil genug ist, um auf alle Maßnahmen verzichten zu können? Davon kann keine Rede sein. Denn sobald wir die Hormone absetzen, wird die Prostata alsbald wieder zu wuchern beginnen, daran besteht kein Zweifel. Die Prostata hat noch keinen Anreiz, das Wuchern zu unterlassen. Warum sollte sie? Wir haben die Wucherung als Schrei oder als Verlangen nach weiblichen Hormonen gedeutet – und sie hat weibliche Hormone bekommen, ist wieder klein geworden, hat das Schreien gelassen, so weit so gut. Aber was würde, nein, was müsste geschehen, wenn wir ihr die weiblichen Hormone auf einmal wieder entziehen? Antwort: Die Prostata finge wieder an zu schreien. Und wucherte wieder. Das Spiel – oder das Unheil – begänne von vorn.

Was nun?

Im Augenblick ist diese Prostata nichts als ein stillgelegtes Bergwerk, nein, sie ist ein stillgelegter Brunnen, nein, auch nicht, sie gleicht einem stillgelegten Organ, das nicht stillgelegt werden darf. Gesundheit ist nun einmal immer ein Prozess und nie und nimmer ein Zustand. Auch die Organe – alle Organe, müssen in diesen Prozess eingebunden sein, sie müssen an diesem Prozess beteiligt sein, müssen aktiv sein – oder sie müssen entfernt werden.

Das will der Mann nun wirklich nicht: Auf die soeben wieder geschenkte, wieder normalisierte Prostata verzichten. Dann hätte er sich die ganze Prozedur ersparen und gleich zum Chirurgen laufen können. Außerdem: Streng genommen ist diese Prostata noch gar nicht wieder „normal", auch wenn sie wieder Normgröße erreicht hat. Eine normale Prostata ist aktiv, ist produktiv, produziert Sekret, ist ein munteres Rädchen im Sexualgetriebe. Diese Prostata ist das nicht. Diese Prostata ist träge und inaktiv. Alles andere als „normal".

Was nun?

Die Therapie fortführen? Falls ja – wie lange noch? Etwa für immer? Für ewige Zeiten? Lebenslänglich?

Schon ist der Jubel verflogen und Angst breitet sich aufs Neue aus.

Noch ist der Harnstrahl gedrillt, er ist zwar stark und beeinflussbar, kann gestoppt und wieder begonnen werden – aber er ist immer noch ein wenig gedrillt. Das bedeutet: Der Blasenhals ist noch nicht wieder völlig frei. Denn die Drillung wird bewirkt durch einen Widerstand, gegen den der Strahl beim Ausströmen stößt. Wir werden die Therapie so lange fortführen müssen, bis der Strahl wieder so ist wie einst: glatt und breit und mächtig.

Der Mann begreift. Er ist einverstanden. Er gehorcht. Er wird die Therapie weiterführen wie bisher, so lange, bis er eine andere Anweisung erhält.

(Das hätte der Apostel Paulus einmal erleben sollen: ein Mann, der einer Frau bedingungslos gehorcht! Das paulinische Weltbild wäre ins Wanken geraten.)

Der Prostata-Mann führt die Therapie unverändert fort bis zum 8. Juli 1991.

Zu dieser Zeit schwankt der Bauchumfang zwischen 95 cm und 90 cm (je nach Essensmenge) und pendelt sich bei 89 cm ein. Insgesamt neunmal unterbleibt die mittägliche Einnahme der Hefe-Joghurtmischung, während die Eigelb-Brennnessel-Kombination ohne Ausnahme (im Volksmund: eisern) täglich zweimal zugeführt wird.

Ergebnis: Der Harnstrahl bleibt stabil stark, er ist nach Belieben beeinflussbar, ist nicht mehr gedrillt. Die Schwellungen im Gesicht sind vollkommen verschwunden; Ohrensausen tritt nur noch ganz gelegentlich auf und wenn, dann äußerst schwach – „nicht störend", notiert unser Freund.

Letzter Eintrag am 8.7.1991: Alles unverändert gut.

Das gilt mir als Signal, die Reduktionsrunde zu beenden und die zweite Runde, die eigentliche Stabilisierungsrunde, einzuläuten. Inzwischen hatte ich genügend Zeit, über dieselbe nachzudenken. Die Überlegungen bewegten sich über folgende Stationen: Alles gut, hatte der Mann geschrieben. – Ja schon, aber für wie lange? Der Mann war gerettet – und doch nicht gerettet. Eine Prostata, die dauernd mit weiblichen Hormonen gebändigt werden muss, ist nicht normal. Normal wäre sie erst dann, wenn sie keiner Hormone mehr bedürfte, soll heißen: keiner von außen zuzuführenden Hormone. Erst wenn sie auch ohne zugeführte Hormone bliebe, wie sie von Natur aus sein soll: mit zwei tüchtigen, sekretproduzierenden Außenlappen und einem permanent kleinen unauffälligen Mittellappen – erst dann wäre sie geheilt.

Was würde geschehen, wenn wir die Hormonzufuhr jetzt einfach drosselten oder gar von einem Tag zum anderen ganz einstellten? Die Antwort ist bekannt: Das Problem ginge von vorne los.

Einfach weitermachen wie bisher wäre auch keine Lösung, siehe oben.

Ein Mann ist nun einmal keine Frau und eine Prostata ist nun einmal kein Uterus.

Als was fühlt sich ein Mann nach all den weiblichen Hormonen? Unser Freund, der Mittvierziger, fühlt sich jetzt weder als Mann noch als Frau, er fühlt sich jenseits aller Geschlechtlichkeit, er hat nicht die geringste Lust auf Lust.

Diese totale Lustlosigkeit war der unvermeidliche Preis, den es zu bezahlen galt. So weit alles richtig. So weit alles, wie erwartet. Aber dies darf kein Dauerzustand werden. Die Prostata soll Sekret produzieren und keinen Embryo. Mit anderen Worten:

Die Therapie ist noch lange nicht zu Ende, auch wenn der Harn jetzt wieder groß und mächtig strömt. Was hilft es, wenn er das nur mit dauernder hormoneller Unterstützung tut? Solange eine dauernde arzneiliche Unterstützung nötig ist, ist das Problem nicht gelöst, so lange ist der Mann nicht – „geheilt".

Soll der Mann geheilt werden, muss die Prostata als Ganzes normalisiert werden. Eine normalisierte Prostata zeichnet sich durch normale Außenlappen aus. Normale Außenlappen produzieren ein Sekret. Die Sekretproduktion setzt voraus, dass die Hoden das Sexualhormon Testosteron und eine gewisse Anzahl von Spermien produzieren. Das setzt voraus, dass die Hoden dazu angeregt oder – gezwungen werden. Das setzt voraus, dass wir den Hoden wie einem Hund eine Droge – ein männliches Hormon vorsetzen. Beziehungsweise, dass wir einen Funken zünden, damit die Hormon-Spermien-Produktion in Gang kommt. Den Funken zünden wir mit den beiden besten männlichen Naturhormonen, die ich kenne und mit denen ich ebenfalls längere Zeit experimentierte, nicht lange, nachdem ich die weiblichen Naturhormone unter die experimentelle Lupe genommen hatte.

Die Kenntnis der beiden männlichen Naturhormone verdanke ich zwei ehrenwerten Herren.

Der eine ist jener Scheichratgeber, der seinem Herrn zu großen Liebesfreuden verhelfen wollte. Dies hatte er mit den K-Gewächsen Kardamom, Kurkuma, Kubeben, Knoblauch (neben Datteln) getan – stets mit dem Verstärker Eigelb. Ich stürzte mich zu Forschungszwecken auf Knoblauch, ein, zwei Zehen, des Morgens beim Frühstück, versenkt in ein weich gekochtes Eigelb, – und was geschah?

Nach weniger als einer Woche (exakt vier Tage später) sprossen unübersehbar, jünglingsgleich an meinem Kinn – kräftige Barthaare von schöner Schwärze, auch Nasenhaare machten sich bemerkbar, die es mit der Pinzette auszuzupfen galt (äußerst schmerzhaft übrigens). Erst als ich den Knoblauch wieder mit Brennnesselsamen vertauschte, verflog nach einiger Zeit der Spuk im Gesicht. Es war Belehrung genug, doch plagte mich die Neugier und so wiederholte ich das grausame Spiel etliche Male, immer mit demselben Effekt, so lange, bis ich vor der Frage stand: einen Rasierapparat zu kaufen oder auf Wiederholung zu verzichten. Ich wählte den Verzicht.

Doch nicht für lange, denn Ende der achtziger Jahre fiel mir das „Große Testament" des französischen Dichters François Villon (1431– ca. 1463) in die Hände – in einer zweisprachigen Ausgabe. Das Werk ist nach Art eines Testaments angelegt und vermacht in einzelnen „Legaten" Freund und Feind alles, was der Dichter und Habenichts Villon ihnen gönnt oder – gar nicht besitzt. Der Herausgeber (Frank-Rutger Hausmann) versäumt nicht, darauf hinzuweisen, manche Verse seien „äußerst obszön".

Die Obszönität war nicht der Grund, weshalb ich mich von Villons Versen zu einem neuen Experiment überreden ließ, sondern die Prägnanz, mit der Villon einem dieser derben Kerle eine Pflanze testamentarisch vermacht, deren hodenaktivierende Wirkung er offenbar gut kennt. In Villons Sprache lautet der Vers mit der Nummer CXI:

> Item, a l'Orfevre de Boys,
> Donne cent clouz, queues et testes,
> De gingembre sarrazinoys,
> Non pas pur accoupler ses boictes,
> Mais pour joindre cuz et couectes
> Et couldre jambons et andoulles,

Tant que le let en monte aux tectes
Et le sang en devalle aux coulles.

Die Sprache, angesiedelt zwischen Alt- und Hochfranzösisch, strotzt von
Sexualmetaphern. Clou(z) heißt Nagel, clou de giroffle = Gewürznelke
(schwäbisch „Nägele"), clou heißt aber auch, wie der Herausgeber vermerkt, „membrum virile", d.h. das männliche Glied bzw. das männliche
Geschlecht. Couectes ist die Verkleinerungsform zu queue = Schwanz.
Coul(l)e heißt Schieber, coullon = Hoden. Übersetzt lautet der Vers ungefähr so:

Desgleichen vermach ich dem Holzgoldschmied
Stücker hundert, Schwänze und Hoden, von
Sarrazenisch Ingwer,
Nicht um seine Schachteln zu verkuppeln,
Nein, damit er Ärsch und Schwänze fügt
Und Würst' und Schinken stramm verbindet,
Bis dass die Milch in die Titten steigt
Und Blut fließt in die Schieber.

„Sarrazenisch Ingwer" (Sarazenen = ursprüngliche Bezeichnung für Araber, seit den Kreuzzügen Bezeichnung für Araber und Muslime, später
auch für die Türken – Lexikon Herder). Ingwer wie Gewürznelken galten als starkes Aphrodisiakum, d.h. als die Manneskraft stärkende Mittel, insbesondere gemischt mit Rotwein, Honig und Zimt. Villon hat
sich, wenn er bei Ingwer von „Schwänzen und Hoden" spricht (queues
et testes), offenbar nicht nur von der Wirkung der Pflanze inspirieren
lassen, sondern auch von der Form des Wurzelstocks, der mit einiger
Phantasie dem membrum virile gleicht: Um ein gewölbtes Mittelstück
sind „geweihartig" (Pahlow) dicke kurze Glieder angeordnet. Außerdem: Auch das Scheich-Erfreuungsmittel Kurkuma (Gelbwurzel) ist ein
Ingwergewächs, ebenso wie Kardamom (Pahlow).

Die Beiläufigkeit und Bestimmtheit, mit der Villon die Wirkung von

Ingwer in das Legat für den betrügerischen „Holz-Goldschmied" einbezieht, verführten mich, die Stichhaltigkeit nachzuprüfen. Ich nahm rohen, fein geschabten Ingwer (mit dem Reibeinsatz für Käse in der Küchenmaschine kein Problem, es geht aber auch mit der Muskatreibe), gerieben oder geschabt und eingerührt in ein weiches Eigelb und das vier Tage lang zum Frühstück verzehrt. Die Wirkung? Sie kam prompt und glich sozusagen aufs Haar der von Knoblauch: Wieder sprossen Bart- und Nasenhaare, wieder stand ich nach einiger Zeit vor der Frage: Rasierapparat – oder Verzicht. Doch weil ein Versuch allein nicht genügen kann und weil meine Neugier stets größer ist als meine Eitelkeit, wiederholte ich das Experiment in gewissem Abstand immer wieder, sowohl auf der Zollernalb wie hernach in Köln – immer mit demselben Effekt: Die Haare wuchsen an unerwünschter Stelle – und die Vaginalfeuchtigkeit nahm ab.

Aus diesen Beobachtungen folgte zwingend der zweite Therapieteil wie von selbst: Ingwer und Knoblauch mussten beweisen, was an Manneskraft in ihnen steckt. Soll heißen: Es musste sich zeigen, wie sehr, wie prompt sie in der Lage sind, eine darnieder liegende männliche Hormonproduktion wieder anzukurbeln.

Andererseits wollten und durften wir nicht zu viel riskieren: Was würde geschehen, wenn die Ingwer-Knoblauchwirkung nicht wie erwartet ausfiel? Wenn die Prostata dann sozusagen allein gelassen bzw. dem östrogenen Nichts ausgesetzt wird? Dem Nichts als Abwesenheit weiblicher Hormone bei womöglich gleichzeitigem Nichts als nicht geglückter Anwesenheit männlicher Hormone? Kein Zweifel: Die Prostata begänne alsbald wieder zu wuchern.

Es ging nicht an, einfach parallel zum weiblichen Therapieteil jetzt einfach allein auf männliche Hormone umzuschalten. Zur Vorsicht mussten wir für eine gewisse Übergangszeit eine Mischphase einschalten, entsprechend dem Mischzustand der Prostata: Einesteils ist sie im Mittellappen weiblich, anderenteils in den Außenlappen männlich.

Das Schema, das dem ahnungslos glücklichen Mann ausgehändigt und zu strikter Einhaltung anempfohlen wurde, sah so aus:

Erste Woche:

Grundsätzlich kein Bier mehr, überhaupt kein Alkohol. Auch Hefe ist gestrichen. Stattdessen:

morgens:	2 KL frisch geriebenen Ingwer in Eigelb
	+ ½ KL Brennnesselsamen
mittags:	8 Tropfen Pulsatilla D6
abends:	2 Zehen Knoblauch in Eigelb
	+ ½ KL Brennnesselsamen.

Bei zufriedenstellender Entwicklung sollte ab der zweiten Woche die Einnahme von Brennnesselsamen gestrichen und das Schema auf die männlichen Hormonlieferanten Ingwer/Knoblauch (in Eigelb selbstverständlich) beschränkt werden, ergänzt wie vordem durch das homöopathische Mittel Pulsatilla. (Über Sinn und Zweck der Homöopathie: s. das Kapitel: Noch ein Wort zu …)

Nach vier Wochen sollte das Therapieschema neu gestaltet werden, je nach Zustand der Prostata, erkennbar an der Urinmenge und der Qualität des Harnstrahls.

Auf diese Weise sollte es gelingen, zunächst aus den weiblichen Komponenten der Therapie auszuschleichen und gleichzeitig in die männlichen Komponenten einzuschleichen. Es kam darauf an, einerseits der Prostata mit allem Nachdruck klarzumachen, dass sie ein männliches Organ ist, ohne andererseits ihre mögliche Erinnerung an den weiblichen Mittelteil zu ignorieren. Je stärker die männliche Komponente sich behauptete, desto leichter musste es gelingen, auf die weiblichen Hormone zu verzichten und also den Mann insgesamt wieder zu normalisieren.

Die Überlegungen erwiesen sich als richtig.

Der zweite Teil der Prostatatherapie dauerte insgesamt vom 8.7. bis 31.8.1991, – seltsamerweise wiederum ziemlich genau sieben Wochen.

Schon die erste Woche zeigte, dass wir auf dem richtigen Weg marschierten. Die Harnmenge blieb erhalten, wenngleich der Strahl anfangs wieder gedrillt herausschoss. Der Mann strich wie verlangt jedweden Alkohol („komplett", wie er sagte) und beschränkte sich beim Trinken auf Wasser (täglich mindestens zwei Liter, oft drei Liter und mehr) sowie Kräutertee und Kaffee. Später kam Apfelsaft hinzu, gemischt mit Mineralwasser (schwäbisch „Apfelschorle" genannt). Auch der Bauchumfang blieb konstant bei 90 cm, wie der Mann in unsere Schemablätter eintrug. Gerade in dieser zweiten Phase sollte er möglichst genau notieren, wie sich Urinmenge und Strahl verhielten.

Am 11. 7. lautet der Eintrag: getrunken 4,5 l Wasser mit Saft + drei Tassen Kaffee, Urinmenge reichlich, vor allem morgens und abends, Strahl immer noch gedrillt.

Am 17. Juli nahm der Mann die letzte Portion Brennnesselsamen, danach beschränkte sich die Therapie auf die männlichen Hormonlieferanten Ingwer und Knoblauch. Allerdings wurde die zuvor täglich einmalige Einnahme von Pulsatilla erhöht auf dreimal vier Tropfen.

Dieser Umstieg von der gemischten zur „reinen" Therapie mit ausschließlich männlichen Komponenten war der zweite spannende Augenblick – nach jenen Minuten in Heerlen, als der Urin zum ersten Mal wieder floss. War die Urinmenge am Vortag – mit Brennnesselsamen – noch erleichternd gut, wie der Eintrag lautete, so notierte der Mann am folgenden – reinen – Tag ebenfalls: Gefühl der Erleichterung. Auch blieb der Strahl beeinflussbar („kann stoppen"). Ab 20. Juli verzichtete unser Freund darauf, die Urinmenge mit dem Krug zu messen, denn der tägliche Harnausstoß blieb konstant – so schien es zumindest. Dennoch: Die ganze Zeit ließ mich eine gewisse Angst nicht los bei dieser hormonellen Kehrtwendung. Wenn der Mittelteil sich durch Östrogene hatte besänftigen lassen, wie würde er reagieren, wenn nun nur noch das Gegenteil geliefert wurde?

Dass diese Sorge nicht unbegründet war, sollte sich bald zeigen: Am 22. Juli (nach vierzehn Tagen in der zweiten Therapierunde) wurde es kritisch: Die Urinmenge ging zurück. Es kamen fünf bis sechs Mal „relativ kleine Mengen", jeweils weniger als ein halber Liter, notierte der Mann an diesem Tag, auch war der Strahl nicht mehr beeinflussbar. So beginnen gewöhnlich die Prostataprobleme: mit vielen kleinen Urinmengen, die nicht zu beeinflussen sind.

Der beunruhigende Rückfall in häufige, aber kleinere Urinmengen hielt eine knappe Woche an. Ab 26. Juli strömte der Urin dann wieder „gut", am 28. Juli „erleichternd gut", auch in der Nacht. Überhaupt floss der Urin reichlicher am Abend.

Die letzte Juliwoche 1991 war heiß. Der Mann trank vier Liter Wasser am Tag und wir erhöhten in den letzten Julitagen die Pulsatilladosis auf dreimal acht Tropfen täglich.

Pulsatilla kann nach Meinung der Homöopathen anregend wirken auf die Hypophyse (Hirnanhangdrüse, an der Unterseite des Gehirns gelegen) – auf jene übergeordnete Hormondrüse also, die alle anderen innersekretorischen Drüsen reguliert, indem sie – unter anderem – die so genannten Gonadotropine produziert, welche die Tätigkeit der männlichen und weiblichen Keimdrüsen steuern (Herder). Man soll an der Hypophyse „eigentlich" nicht rühren. Aber kann es falsch sein, die Hypophysentätigkeit in dieser Situation sanft anzuregen, so sanft, doch so präzise, wie es mit homöopathischen Mitteln – und wohl nur mit ihnen – gelingt? Der Rückfall in die kleineren Urinmengen trat ein, als der Mann die Pulsatillatropfen auf dreimal zwei reduziert hatte (21.–24.7.), statt dreimal vier. Es mag dahin gestellt bleiben, ob dies ausschlaggebend war.

Ab 30. Juli erhöhten wir die tägliche Dosis wie erwähnt auf dreimal acht Tropfen und behielten diese Menge bei bis 15. August. Auch die Ingwer- und Knoblauch-Einnahme blieb unverändert. Ergebnis: Die Urinmenge wurde wieder „gut" und ab 7.8. war der Strahl wieder – schwach – beeinflussbar.

Ab 15.8. – es ist die fünfte Therapiewoche in der zweiten Phase – beginnen wir mit dem Rückzug aus der Hormonzufuhr. Wir reduzieren den Ingwer auf einen Kaffeelöffel, den Knoblauch auf eine Zehe täglich. Die Pulsatillaeinnahme wird verändert auf weniger Tropfen bei höherer Potenz: zweimal vier Tropfen D 12. Ergebnis in dieser und den folgenden zwei letzten Wochen: Urinmenge gut, Strahl noch ein wenig gedrillt, aber gut beeinflussbar („kann stoppen und wieder anfangen"), Bauchumfang 88 cm. Der Mann war zufrieden. Letzter Eintrag: Alles gut.

Die Hauptarbeit war geleistet, der Mann fühlte – und benahm sich wieder normal. Die Frage war nur: Was würde geschehen, wenn er nun ohne die männlichen Hormonkrücken auskommen musste, wenn er von einem Tag zum anderen – nichts mehr einnahm? Was würde geschehen, wenn er auf die Zufuhr beider Testosteronlieferanten verzichtete, um sich nur noch auf die gottgewollte (oder die naturgewollte) Hormoneigenproduktion zu beschränken? Die Frage spitzte sich zu auf das Problem: Wie kurbelt man die hormonelle Eigenproduktion und die Spermienproduktion in den Hoden aufs Neue und mit Sicherheit an? Die Antwort konnte nur lauten: mit gonadotropen Stoffen.
Gibt es überhaupt zuführbare gonadotrope Substanzen? Und was meint „gonadotrop" genau?
Gonaden (griechisch gone = Geschlecht, aden = Drüse) = Geschlechtsdrüsen oder Keimdrüsen (Hoden und Eierstöcke).
Gonadotrop (griechisch trepo = wende) – auf die Keimdrüsen wirkend (Pschyrembel 1977).

Dass Vitamin A (enthalten z. B. in Eigelb und im Lebertran) gonadotrop wirkt, stellte im Taschenatlas der Physiologie (s. Quellenverzeichnis) bereits das Medizinerduo Silbernagl/Despopoulos fest. Auch dem Scheichratgeber dürfte dies bekannt gewesen sein, auch wenn der Mann die wissenschaftlichen Begriffe nicht kannte – die Wirkung des Vitamin-A-haltigen Eigelbs kannte er sehr wohl. Doch hielt ich zur Sicherheit noch nach einem zweiten gonadotropen Stoff Ausschau und entdeckte ihn in – einer Kombination aus Calcium und Vitamin-B-Komplex, vorausgesetzt, sie werden beide gleichzeitig eingenommen.
Und auch auf Pulsatilla sollte unser Freund noch nicht verzichten – jedoch stets und ohne Ausnahme auf Alkohol jedweder Art.

Vom 1. September bis 20. September 1991 ließ der wiederhergestellte Mann der bi-phasischen Prostatatherapie so neugierig wie bereitwillig einen dritten Teil folgen: morgens eine Tablette Calcipot + ein Dragee Vitamin-B-Komplex, abends ein Dragee Vitamin A mit Vitamin E, zu 3.000 i.E. (internationale Einheiten) Vitamin A, 70 mg Vitamin E. Das ist eine maßvolle Dosierung. Und mittags vier Tropfen Pulsatilla D 12.

In der zweiten Woche wurde die Dosis in der Weise reduziert, dass die Einnahme aller Substanzen nur noch jeden zweiten Tag erfolgte, in der dritten Woche nur noch jeden dritten Tag bzw. zweimal in der Woche. Und dann war Schluss. Auch Pulsatilla wurde abgesetzt. Nur das Alkoholverbot blieb bestehen ohne jede Einschränkung.

Ende September 1991 besuchte mich der Mann in Köln. Und gab zu Protokoll:

Harnmenge reichlich. Harnstrahl weit und stark, nicht mehr gedrillt. Die Blase ganz ohne Druck. Vorherrschend ein Gefühl von Freiheit – und Glück.

Letztes und einziges noch erhaltenes Problem: die Hämorrhoiden.

Dass wir auch die Hämorrhoiden „packten" und zwar schnell und mühelos, war anschließend der wohl schönste Triumph der Homöopathie, seitdem ich Homöopathie kenne (vgl. das Kapitel: Noch ein Wort zu …).

III. Nachbetrachtung

Die vollständige Harnwegsblockade unseres Freundes war geheilt – und ist es bis heute, da ich dies schreibe (Juni 1998). Damals, im Mai 1991, war eine Therapie gefragt, die nicht nur rasch, sondern auch nachhaltig wirkt. Gefragt war eine Therapie, die einerseits den verschlossenen Harnweg in kurzer Zeit wieder öffnet – und andererseits die Prostata davon abhält, aufs Neue zu wuchern. Aus diesem Erfordernis ergab sich logisch ein zweigliedriges, ein bi-phasisches Verfahren.

Die Eigenart der Drüse und ihr latenter geschlechtlicher Mischzustand führten zur Spezifität der beiden Phasen: Die erste Phase wurde von weiblichen Hormonen dominiert, die zweite von männlichen Hormonen.

Gemessen an den von offizieller Seite genannten Zeitvorgaben in Sachen Prostatareduktion muss die Dauer dieser Therapie als außerordentlich kurz bezeichnet werden: In zweimal sieben Wochen hatte sich das Gesamtproblem nach beiden Seiten hin erledigt. Die Prostata war verkleinert – und hielt ihren wiedergewonnenen Normzustand aufrecht. Mehr noch: Die nahezu erloschene Sexualkraft kehrte zurück.

Die Heilung einer vollständigen Harnwegsblockade in zweimal sieben Wochen und die Normalisierung der Sexualfunktion in dieser kurzen Zeit lässt wohl kaum eine andere Deutung zu, als dass das hier mitgeteilte Verfahren zur Reduktion einer gutartig vergrößerten Prostata (ohne Stahl – Strahl – Chemie) kein bloßer, wenn auch schöner Zufallstreffer war, sondern dass damit das *Prinzip einer* BPH-*Therapie* entwickelt wurde.

Wiederholbarkeit und Nachprüfbarkeit gelten als unabdingbare Forderungen eines medizinischen Verfahrens. Die sechs Millionen Männer, die allein in der Bundesrepublik Deutschland gegenwärtig an einer gutartig vergrößerten Prostata leiden, mögen die Probe aufs Exempel machen.

Dieses Buch versteht sich als Einladung dazu.

Eine Therapie, die auf Sexualhormonen beruht, ist gut beraten, zu diesem Zweck Naturhormone einzusetzen. Das ist so, weil Hormone nicht nur in feinste Stoffwechselvorgänge eingreifen, sondern weil sie dies auch auf allerfeinste Art tun sollten. Ein allerfeinster Hormoneingriff erfordert Stoffe, die ihrerseits hochgradig fein konstruiert sind.

Feiner als jede Chemikalie ist die Natur konstruiert, feiner als je ein Chemikerhirn erbrüten kann. Die Wissenschaftler kennen alle Bestandteile eines Apfels – aber können sie einen Apfel konstruieren? Oder eine Brennnessel? Oder eine Knoblauchzehe? Oder eine Ingwerwurzel? Wissenschaftler können Bestandteile von Pflanzen isolieren und vielleicht imitieren, aber können sie das Ganze neu schaffen? Nein, ein chemisches Konstrukt kann nie die Raffinesse eines Naturproduktes erreichen. Prozesse, die hormonell beeinflusst werden sollen, wie zum Beispiel eine sich vergrößernde Prostata, verlangen zwingend eine feine Strategie, wie sie nur ein Naturhormon ermöglicht.

Man muss nur wissen, wo die Natur die Hormone versteckt hält.

Wo die Natur weibliche und männliche Hormone versteckt hält, war mir seit langem bekannt.

Die prompte Reaktion in beiden Phasen der Therapie zeigte deutlich, dass wir die richtige Hormonauswahl getroffen hatten.

Die wichtigere Frage war – in Anlehnung an die philosophische Grundfrage formuliert: Warum entsteht überhaupt eine gutartige Prostatawucherung und nicht vielmehr nicht?

Die Erklärung im Klinischen Wörterbuch Pschyrembel von 1977, wonach als Ursache eine „Verschiebung der Androgen-Östrogen-Relation" zu gelten hat, ist so unbefriedigend wie siebzehn Jahre später die Feststellung in der Neuauflage des Klinischen Wörterbuchs: Ätiologie unbekannt (aitia griechisch = Ursache). Wie zum Trost werden dann noch drei verschiedene Diskussionsansätze mitgeteilt: 1. eine „Verschiebung des Androgen-Östrogen-Quotienten zugunsten der Östrogene" – (wie gehabt anno 1977, nur etwas genauer); 2. (und zum vorigen völlig konträr):

eine „Akkumulation von Testosteron in der Prostata"; 3. (und ziemlich vage): eine „veränderte Interaktion" zwischen dem Deckgewebe und dem Gerüstgewebe der Prostata (zwischen „Epithel und Stroma").

Alle drei Denkansätze bewegen sich nach meiner Einschätzung weit im Abseits des eigentlichen Geschehens. 1. Der „Androgen-Östrogen-Quotient" verschiebt sich keineswegs zugunsten der Östrogene, im Gegenteil: Der Bedarf an Östrogenen wird größer – fragt sich nur, weshalb. 2. Die „Akkumulation" von Testosteron in der Prostata (so sie denn festgestellt wurde), käme zustande, weil einer bestimmten Testosteronrate eine zu geringe Spermienrate entspräche, was bedeuten würde, dass sich die Testosteron-Spermien-Relation verschoben hätte – aber ist das denkbar? Wurde je die Spermienrate bei bestehender Prostatawucherung ermittelt? 3. Die „veränderte Interaktion" zwischen Deck- und Stützgewebe ist kaum mehr als eine nichts sagende Spekulation. In der Tat geht es um hormonelle Verschiebungen, die Frage ist nur: inwiefern und weshalb?

Auf die Entwicklungsgeschichte des Organs nimmt keiner der drei Erklärungsversuche nachdrücklich Bezug, so wenig wie auf die genaue Beschaffenheit des Mittellappens, nämlich dessen latenten Mischzustand, der ja nicht erst im Alter entsteht, sondern permanent vorhanden ist und fortlaufend einen Balanceakt zwischen männlich und weiblich erfordert. Diesen fortgesetzten Balanceakt könnte man definieren als Aufrechterhaltung einer innerprostatischen Homöostase.

Mit Homöostase wird die Fähigkeit von Regelsystemen bezeichnet, (und Hormonsysteme sind nichts anderes als Regelsysteme), einen *inneren* Zustand gegen äußere und innere Störungen aufrecht und stabil zu erhalten, das Rückkopplungsprinzip ist dabei ein wesentlicher Bestandteil der Homöostase (Lexikon Herder 1967).

Das Rückkopplungsprinzip heißt in unserem Fall: rückgekoppelt an die vorgeschalteten Sexualsignale oder auch: Eingebundensein in die Signalstruktur des vorgeschalteten Geschlechtsapparats. Nicht die „Interaktion" von Epithel und Stroma (Deck- und Gerüstgewebe) der Prostata ist das Entscheidende, sondern die Interaktion von Außenlappen und

Mittellappen, denn diese Interaktion bewirkt gerade die Homöostase innerhalb der Prostata. Man kann dieses Organ betrachten als eine Art Schrumpfgebärmutter unter der Blase, deren mittlerer Teil die Erinnerung an seine Herkunft gespeichert hat und daher immer noch „weiß", dass das Ganze beinahe ein weibliches Organ geworden wäre. Der mittlere Teil ist denn auch nach Gebärmutter-Art befähigt, so etwas wie Presswehen zu entwickeln, wenn es darum geht, das Außenlappensekret der Prostata – gleich einer Frucht – hinauszubefördern (in die Harn-Samen-Röhre). Auch dass das Produkt der Prostata, ihr Sekret, rein mengenmäßig den Löwenanteil ausmacht am Ejakulat, d.h. an dem, was ausgepresst werden soll, auch das erinnert an die Gebärarbeit und die Gebärleistung einer richtigen Gebärmutter.

Die Interaktion zwischen den drei Lappen sorgt für die innerprostatische Balance. Offenbar muss die Prostata immer wieder „verschmecken", was männlich an ihr ist, muss vom „männlichen" Sekret der Außenlappen immer wieder durchspült werden – unter tätiger Presshilfe des Mittellappens. Diese innerprostatische Interaktion hängt ab von vorgeschalteten Interaktionen, nämlich jenen von Hoden – Nebenhoden – Samenleiter und Samenbläschen. Der Kopf dieser Aktionskette liegt in den Hoden. Wenn sie nicht oder nicht genügend Testosteron (bzw. 5-Alpha-Dihydro-Testosteron) plus Samenzellen produzieren, wirkt sich das auf die nachgeschalteten Teile des Regelsystems aus: Der Rückkopplungsmechanismus wird gestört, schlimmstenfalls wird der Regelkreis unterbrochen, die Homöostase in der Prostata wird aufgehoben. Aus dem latenten Mischzustand der Prostata entwickelt sich ein neuer Klarzustand: Der Mittellappen dominiert und agiert gemäß seiner weiblichen Entwicklungsgeschichte, verlangt weibliche Hormone und äußert dieses Verlangen durch Vergrößerung seines Umfangs. Der nächstliegende Vergrößerungsraum für den Mittellappen liegt in Richtung Blase und Blasenhals – und genau dahin wuchert er und schnürt so den Harnweg ab.

Einfachste Abhilfe: Dem Mittellappen geben, wonach ihn aktuell gelüstet, und zwar so lange, bis er seinen Umfang wieder reduziert hat (dank befriedigtem Östrogengelüst). Nächster Schritt: Re-Aktivierung der Außenlappen durch Re-Aktivierung des gesamten Geschlechtsapparats mittels männlicher (Natur)Hormone.

Die übergeordnete Steuerungsdrüse Hypophyse (Hirnanhangdrüse), welche die Testosteronproduktion durch das von ihr (unter anderem) produzierte Hormon LH in 2- bis 4-stündigem Rhythmus regelt (Pschyrembel), bleibt dabei außer Betracht. An die Hypophyse zu rühren gleicht einem Frevel, den man nicht ungestraft unternimmt – es sei denn mittels zurückhaltend dosierter homöopathischer Mittel. Das Prostataproblem liegt ja ohnehin anderswo. Denn was richtet das anregende Hypophysenhormon LH aus, wenn die Hoden das Signal – aus irgendeinem Grund (Aber aus welchem? Das ist die entscheidende Frage!) verschlafen oder nicht wahrnehmen oder nicht umsetzen können und also kein oder zu wenig Testosteron produzieren? Man kann allenfalls versuchen, einen homöopathischen Funken in Richtung Hypophyse zu zünden, wie wir das mittels Pulsatilla zum Abschluss taten – mit Erfolg übrigens, wie die sexuelle Aktivitätsbilanz des Mannes inzwischen nahe legt.

Er teilte jüngst mit, dass er sich seit September 1991 an die Luthersche Regel halte: in der Woche zween … – und dem Alkohol fast völlig entsage. Um nicht alkoholrückfällig zu werden, hat er sich angewöhnt, keinerlei Alkoholika zu Hause zu lagern, weder Wein noch Bier, sondern sich darauf zu beschränken – wenn überhaupt – außer Haus ein Viertel Wein zu trinken oder an heißen Tagen ein Weizenbier, jedoch nicht öfter als – in der Woche zween …

Die grundlegende Frage ist und bleibt: Weshalb produzieren die Hodenkanälchen trotz Hypophysensignal kein Testosteron oder – wenn doch Testosteron – keine oder zu wenig Spermien?
Das ist das Grundproblem, das den ganzen Rattenschwanz von Problemen nach sich zieht.
Dass Alkohol die männliche Potenz ruiniert, weiß jeder junge Mann. Mir sind nicht wenige Jugendliche bekannt, die exakt aus diesem Grund

Alkohol meiden, auch Bier. „ … bin doch nicht blöd", sagte mir ein junger Mann vor einiger Zeit im Supermarkt, als ich ihn nach seiner bevorzugten Biersorte fragte, – „wenn ich Bier trinke, wird ‚er' lummelig und seicht."
Danach kein weiterer Kommentar.

Alkohol bremst die Sexualkraft, denn Alkohol hemmt die Spermiogenese, d.h. die Herstellung von Samenzellen. Eine gebremste Sexualkraft ist ein sicherer Weg, die innerprostatische Homöostase zu zerstören, d.h. das innerprostatische Gleichgewicht zwischen Außen- und Innenlappen aufzuheben. Auf die BPH kann „mann" dann warten.

Man könnte einwenden, dass mancher Mann durch Alkohol erst richtig entspannt und sexuell stimuliert wird, dass Alkohol also eher der Sache dienlich ist. Schon richtig, aber auch und gerade hier gilt der Grundsatz von Paracelsus: Es ist die Dosis, die macht, dass ein Ding heilsam sei oder nicht. Die – auf längere Frist – zuträgliche Alkoholdosis ist äußerst gering. Wie erwähnt: in der Woche „zween" Gläschen Bier oder Wein, jedoch nicht mehr. Der „Spielraum" ist nicht groß. Wie überhaupt die physiologische Freiheit des Menschen gering ist: Der Mensch muss atmen, sonst erstickt er; er muss trinken, sonst verdurstet er; er muss essen, sonst verhungert er; ohne Essen und Trinken erlöschen die physiologischen Prozesse; er muss ausscheiden, sonst vergiftet er sich – oder er platzt; er muss schlafen – und zwar im Dunkeln, sonst zerrüttet er die Nerven und erschwert oder verhindert bestimmte physiologische Prozesse; er muss sich bewegen, sonst nimmt er Schaden an Muskeln, Kreislauf und Gemüt (Homo sapiens, der menschliche Urahn in grauer Vorzeit in den Savannen Afrikas, war – ein Läufer, vielleicht ist deswegen heute das Laufen wieder so beliebt); der Mensch muss sich auch sexuell betätigen, sonst kommt die Prostata (und die Gemütslage) aus der Balance.
Die physiologische Freiheit des Menschen ist nicht groß, sie besteht darin, seine Physiologie zerstören zu können – was kein Tier kann (und will) – oder aber sie zu erhalten. Ein Mann, der seine physiologischen

Prozesse nicht stören, sondern gesund erhalten will, muss dafür Sorge tragen, dass auch die Hodenfunktionen im naturgewollten Rahmen erhalten bleiben: die Testosteron- wie die Spermienproduktion. Sonst riskiert er Unheil in der Prostata. (Zum Problem der absichtlich reduzierten Spermienproduktion vgl. das Kapitel: Noch ein Wort zur Pille für den Mann.)

Fassen wir zusammen:
Im Panoptikum der schlimmen Möglichkeiten, die den Balanceakt in der Prostata zum Entgleisen bringen können, steht neben Bruder Alkohol, der sowohl die Leber belastet und Hirnzellen vernichtet, als auch störend und zerstörend in das feine Regelwerk des Sexualapparats eingreift, indem er die Spermienproduktion hemmt, außerdem: ein Mangel an Mineralien und Vitaminen, insbesondere ein Mangel an den Vitaminen A und E; sodann die Zwangsstilllegung des Geschlechtsapparats, sei es aus Keuschheitswahn oder aus dogmatischer Verirrung oder aus unfreiwilliger Askese anderer Art. Es ist bekannt, dass Männer, die – kaum zwanzigjährig – in Kriegsgefangenschaft gerieten und erst nach vier oder fünf Jahren in die Heimat entlassen wurden und als Zurückgekehrte nicht so schnell wieder den Weg ins Leben fanden, dass viele dieser Männer der Kriegsgeneration spätestens mit sechzig Jahren an einer wuchernden Prostata litten. Ob in dieser Generation die sonst übliche Fünfzigprozentrate an Prostatawucherungen überschritten wird und wie sehr, ist (mir) leider nicht bekannt. Ob Statistiken darüber existieren, leider auch nicht.

Wenn der Zusammenhang von Alkohol und reduzierter Sexualaktivität samt (gutartiger) Prostatawucherung noch eines Beweises bedurft hätte, so wurde er mir durch einen Urologen geliefert, der auf Befragen vor wenigen Tagen (Juni 1998) bestätigte, dass unter strenggläubigen Moslems, denen von Allah (oder Mohammed) Alkohol untersagt ist, die BPH-Rate wesentlich geringer ist als in westlichen Ländern. Da Statistiken über islamische Länder kaum zu erhalten sind, ist man auf Schätzungen angewiesen. Der Urologe – mit Kontakt zu arabischen Ländern – wiederholte nach einigem Nachdenken, dass die (gutartige) Prostatawucherung unter Moslems wirklich äußerst selten ist. Eine Erklärung hatte der Urologe dafür nicht. Er vermutete, es hänge mit „der Rasse" zusammen. Oh nein, Herr Doktor, nicht mit der Rasse, sondern mit der Lebensweise hängt die niedrige BPH-Rate zusammen, denn wenn ein Araber oder ein Türke ganz nach westlicher Lebensart lebte, d.h. mit – relativ – viel Alkohol, dann wäre auch der arabische oder türkische Mann nicht vor BPH gefeit, dann stiege auch bei arabischen oder türkischen Männern die Rate der Prostatawucherungen an, genau wie bei Westlern. Alkohol hemmt die Spermiogenese bei jedermann.

Vor einigen Jahren sagte mir ein türkischer Arzt, der einen Mittelweg suchte zwischen westlicher und muslimischer Lebensweise, die Beischlafrate eines durchschnittlichen türkischen Mannes betrage einmal pro Tag – (mindestens! ergänzte er). Das entspräche, bescheiden gerechnet, einer jährlichen Kopulations- oder Ejakulationsrate von (mindestens) 365 Mal. Der durchschnittliche türkische Mann durchspült seine Prostata demgemäß 365 Mal im Jahr. Nach Pressemitteilungen liegt der statistische Mittelwert eines deutschen Mannes bei 129 Sexualakten pro Jahr. Wie könnte die rund dreifach höhere Rate bei Muslimen zustande kommen, wenn Allah Alkohol erlaubte? Alkohol hemmt die Spermiogenese – ohne Rücksicht auf die Rasse.

Ist geschlechtliche Aktivität ohne Samenzellen denkbar? Gibt es Beischlaf ohne Spermien? Wie soll das gehen? – Es geht natürlich durch die Verwendung von Pseudotestosteron, wenigstens vorübergehend, das ist klar, es geht nur durch Überlistung der Hirnanhangdrüse. Dass das für möglich (und offenbar auch für erstrebenswert) gehalten wird, zeigen die Bemühungen um eine Verhütungspille für den Mann (vgl. den Beitrag: … Noch ein Wort zur Pille für den Mann).

Ob Alkohol den Hemmeffekt direkt oder indirekt ausübt, bleibe dahingestellt. Ob Alkohol direkt auf die Hodenkanälchen einwirkt und dort die Herstellung der Samenzellen hemmt oder ob Alkohol auf die Leydigschen Zwischenzellen zwischen den Hodenkanälchen wirkt, in welchen die männlichen Sexualhormone, insbesondere das Testosteron, hergestellt werden, oder aber, ob Alkohol auf beide zugleich wirkt oder/und auf die übergeordnete Hypophyse, die das stimulierende Hormon LH beisteuert, bleibe hier unentschieden. Am Ergebnis ändert sich nichts. Spermiogenese wird durch Alkohol gehemmt, da beißt keine Maus einen Faden ab. Entscheidend ist: Eine gehemmte Spermiogenese wirkt hemmend auf alle nachgeordneten Teile des Regelsystems „Geschlechtsapparat". Verkürzt ließe sich sagen: Eine gehemmte Aktivität im System Hoden – Nebenhoden, d.h. eine gehemmte Spermiogenese, führt letztlich zu gehemmter Aktivität in den Außenlappen der Prostata – und diese zu gesteigerter Aktivität des Mittellappens, welche sich darstellt als Prostatawucherung.

Während strenggläubigen Moslems jeglicher Alkohol untersagt bleibt, ist ihnen der fleischliche Umgang mit Frauen erlaubt (oder gar geboten). Die BPH-Rate ist gering.

Während katholischen Klerikern jeglicher Alkohol erlaubt ist, bleibt ihnen der fleischliche Umgang mit Frauen untersagt. Wie hoch ist die BPH-Rate bei katholischen Klerikern?

Leider existieren darüber keine (öffentlich zugänglichen) Statistiken. Nur Eingeweihte (dürfen) wissen, wie gravierend bei den zwangszölibatären Herren das Leiden an der Drüse ist. Eine Dauer-Zwangs-Enthaltsamkeit, wie von diesen Herren dank päpstlicher Vorschrift gefordert, ist nicht nur unmenschlich, sondern auch ein Hohn auf die (gottgeschaffene) Natur des Menschen. Ein Hohn auf seine Physiologie. Die Natur, man kann es nicht oft genug sagen, ist geduldig, doch sie lässt ihrer nicht spotten, nicht langfristig und auch nicht durch Gelübde. Wer weiß, bei wie vielen – libidinös zwangsstillgelegten – Dienern des Herrn die Prostata krankhaft nach weiblichen Hormonen schreit. Und schreit sie nicht nach weiblichen Hormonen und wuchert also nicht, so vielleicht deshalb nicht, weil die Herren in ihrem „ekklesiogenen Triebstau" (Jürgen von der Lippe) sich an kleinen Buben schadlos halten oder Hoden und Prostata erleichtern nach dem Muster Onan, jahrelang, jahrzehntelang – ach Gott! – oder vielleicht, weil die geweihten Herren in

Gottes Namen in gewissen Häusern bei gewissen Damen physiologische Entlastung suchen – und finden. Es wäre aufschlussreich zu wissen, wie so mancher entspannt wirkende Kardinal in Rom das macht. Aber das wissen wahrscheinlich nicht einmal – Ein-geweihte.

Dennoch gilt auch für geistliche Herren der Merksatz: Wer rastet, dem rostet der Harnweg ein – zumindest auch den statistischen fünfzig Prozent der Diener der allein selig machenden Mutter Kirche. Auch geistliche Herren stehen unter dem Zwang, ihr kryptoweibliches Organ unter der Blase – rein physiologisch – ernst zu nehmen.

Als Empfehlung zur Verhütung einer wuchernden Prostata folgt aus alledem: Leben im Einklang mit der Natur, nicht übertreiben nach der einen oder anderen Seite, weder Keuschheitswahn noch wilde Rammelei sind angesagt, sondern ein rechtes Maß in allen Dingen, ausreichend Schlaf, ausreichend Bewegung, eine Liebesrate nach dem Maße Luthers (in der Woche zween ...), dazu eine Ernährung: reich an Mineralien und Vitaminen, doch äußerst arm – an Alkohol.

Jedweder Alkohol bremst die Spermiogenese. Bier mit dem Östrogenlieferanten Hopfen (besonders Pils!) verhält sich kontraproduktiv zu Testosteron. Je mehr Bier ein Mann trinkt, desto mehr müsste er zum Ausgleich kopulieren, aber je mehr Bier er trinkt, desto weniger kann er kopulieren. Jenseits der Vierzig wenigstens wirkt sich Alkohol auf die Hodenaktivität verhängnisvoll aus. Vielleicht verzichten Muslime auch deswegen auf Alkohol und nicht nur, weil der Koran das so verlangt. Inaktivität erträgt kein Organ ohne Schaden.

Was der Apostel Paulus von der Liebe sagt (1 Kor 13), gilt (cum grano salis, d.h. mit einer gewissen Einschränkung) auch für die Natur. Auch sie, die Natur, ist langmütig und gütig, doch trägt sie allzu krasse Sünden nach und bläht sich auf – zumindest im Mittelteil der Prostata und wuchert. Sie erträgt vieles, hält vielem stand, doch will sie, dass die Liebe niemals oder nicht so schnell aufhöre. Den katholischen Geistlichen aber sei daher eine andere Briefstelle des Apostels ans Herz gelegt: 1 Kor 14: Jagt der Liebe nach.

IV. Unser Fahrplan zur Heilung der gutartigen Prostatavergrößerung
(BPH = Benigne Prostatahyperplasie)

Phase I – Östrogenphase (weibliche Phase)

2 × tgl. (morgens und abends) je ½ gehäufter Kaffeelöffel Brennnessel-samen in einem weich gekochten Eigelb
1 × tgl. (mittags) ein ca. 3 mm breites Scheibchen Bäckerhefe, eingerührt in ein Joghurt

Bier erlaubt, da östrogenhaltig, doch sonst kein Alkohol.
Dauer: ca. sieben Wochen. Kontrolle durch Sonografie nach vier Wochen.

Achtung: Hierzulande gedeihen zwei Brennnesselarten: Urtica urens (die kleinere) und Urtica dioica (die größere) Sorte. Beide werden arzneilich verwendet (Pahlow). Wir nahmen die größere Sorte. Wichtig: Der Brennnesselsamen darf nicht älter als zwei Jahre sein, da danach Östrogengehalt und Keimfähigkeit nicht mehr gesichert sind. Am besten, man sammelt den Brennnesselsamen selber. Gartenbesitzer sind glücklich zu preisen, da sie ihren Brennnesselbestand hegen und pflegen können. Die anderen müssen sich auf die Suche nach einem geschützten Standort machen, weitab vom Verkehr und – weitab von einem Bereich, in welchem der Fuchsbandwurm grassiert (wie zum Beispiel an meinem neuen Wohnort Aalen). Der Fuchsbandwurm, der fälschlicherweise so heißt, denn er ist kein Bandwurm, sondern ein Hakenwurm, frisst sich durch die Darmwand hindurch und wandert in den Bauchraum aus, wo er in alle Organe eindringen und sie zerstören kann. Bevorzugt wandert er in Leber und Milz aus. Der Fuchsbandwurm gilt als für den Menschen tödlich. Übertragen wird er durch Füchse, aber auch durch Hunde, Katzen, Ratten und Mäuse, in welchen der Fuchsbandwurm einen Zwischenwirt findet. Die Fuchsbandwurmeier sind mikroskopisch klein und werden mit dem Kot der Tiere ausgeschieden. Trocknet der Kot, können die Eier vom Wind hochgewirbelt und verbreitet werden. Einzige Abhilfe, so sagte mir ein Forstgehilfe, sei eine drastisch erhöhte Abschussquote, denn die Füchse haben sich seit der erfolgreichen Bekämpfung der Tollwut rasant vermehrt. Glücklich also, wer im eigenen Garten oder in einem fuchsbandwurmfreien Gelände die Brennnessel (Juli bis September) sammeln kann. Man trocknet sie an der Luft, drischt mit der Hand die Samen aus und bewahrt sie in einer verschlossenen Teedose an einem kühlen Ort auf. Die Blätter ergeben einen schmackhaften Tee. Es ist ein Witz, wenn in vielen Prostatamitteln zwar die Brennnessel empfohlen wird, aber stets nur Blätter, Stängel oder Wurzeln – also Pflanzenteile, die am wenigsten Östrogen enthalten. Wie sagt der Volksmund: Knapp daneben ist auch vorbei. Übrigens: Brennnesselsamen aus der Apotheke ist unbrauchbar, da nicht keimfähig!

Dass die Brennnessel ein Östrogenlieferant ist, scheint eine alte Erkenntnis zu sein. Offenbar war dies schon im alten Rom bekannt. Der römische Dichter Ovid (43 v. Chr. bis 17 n. Chr.) soll bereits in seiner Gedichtsammlung „Remedia" auf die Brennnesselwurzel bzw. -samen hingewiesen haben, um liebesmüde Frauen zu ermuntern. Es ist kaum anzunehmen, dass ungarische Pferdehändler Ovids Liebes-Lehrgedichte lasen. Die Wege, wie Volkswissen weitergegeben wird, sind verschlungen. Uns mag genügen, dass Dichter, Homöopathen, Großmütter und auch Pferdehändler Quellen sind, aus denen wir Zeitgenossen nicht zu unserem Schaden schöpfen.

Phase II – Testosteronphase (männliche Phase)

1. Woche (noch gemischte Phase)
morgens: 2 KL frisch geriebenen Ingwer
           + ½ KL Brennnesselsamen in einem weich gekochten Eigelb
mittags: 8 Tropfen Pulsatilla D 6

abends: 2 Zehen Knoblauch
          + ½ KL Brennnesselsamen in einem weich gekochten Eigelb

Bier wie jeder sonstige Alkohol sind strikt zu meiden. Dagegen ist es günstig, reichlich Wasser zu trinken, auch Kräutertee, Kaffee, Mineralwasser und Säfte. Mineralwasser jedoch möglichst abgefüllt in Glasflaschen, nicht in Plastikflaschen.
Achtung: Knoblauch und Ingwer müssen keimfähig sein und dürfen nicht bestrahlt worden sein. Knoblauch aus Frankreich ist in der Regel bestrahlt, aus Italien oder Österreich in der Regel nicht. Ingwer aus Asienshops ist in der Regel nicht bestrahlt.

2.–4. Woche
morgens: 2 KL frisch geriebenen Ingwer in einem weich gekochten
          Eigelb (kein Brennnesselsamen mehr!)
abends: 2 Zehen Knoblauch in einem weich gekochten
          Eigelb (kein Brennnesselsamen mehr!)

2 × tgl. 4 Tropfen Pulsatilla D 6
Ab der dritten Woche: 2 × 8 Tropfen Pulsatilla D 6

5.–7. Woche (Ausschleichphase)
morgens: 1 KL Ingwer in einem weich gekochten Eigelb
abends: 1 Zehe Knoblauch in einem weich gekochten Eigelb
1 × tgl. 4 Tropfen Pulsatilla D 12

Dauer insgesamt: ca. sieben Wochen

Achtung: Die angegebenen Mengen auf keinen Fall überschreiten!
Im Gegenteil: Es hat sich gezeigt, dass weit kleinere Mengen völlig ausreichen.

Phase III

1. Woche:
morgens: 1 Tbl. Calcium (z.B. Calcipot) + 1 Drg. Vitamin-B-Komplex
(z.B. Lichtenstein) – zusammen einnehmen
mittags: 1 × 4 Tr. Pulsatilla D 12

2. Woche: Einnahme nur noch jeden 2. Tag
3. Woche: Einnahme nur noch jeden 3. Tag

Alkohol ist immer strikt zu meiden.

Mögliche Varianten der Therapie
Die Therapie von zweimal sieben Wochen mit täglich jeweils zweimaligem Verzehr von Eigelb wird so manchen Leser in Cholesterinängste stürzen. Doch sei darauf hingewiesen, dass Cholesterin durch Magnesium (z.B. Biomagnesin – Apotheke) und/oder durch Biotin (z.B. Bio-tin H v. Hübner – Reformhaus) gesenkt werden kann. Ferner gilt es zu bedenken, dass nicht jeder von einer gutartig vergrößerten Prostata Betroffene warten wollen wird, bis die lebensgefährliche Situation einer vollständigen Harnwegsblockade eintritt, sondern sich sehr viel früher zum Handeln entschließt. Das bedeutet, dass der Rückweg zur Wiedererlangung der Prostatanormgröße kürzer ist als in dem hier geschilderten Fall und damit auch die Dauer der Therapie. Künftig wäre experimentell zu prüfen, ob die hier vorgestellte BPH-Therapie sich weiter vereinfachen lässt, etwa durch folgende Varianten:

Variante 1: In der weiblichen Phase (Phase 1) Brennnesselsamen mit Eigelb nur einmal täglich einnehmen, Hefe mit Joghurt wie beschrieben. Damit ergäbe sich eine Halbierung der Eigelbmenge in Phase 1.

Sonografische Kontrolle nach circa vier Wochen. Bei zufriedenstellendem Ergebnis der Sonografie könnte dann sofort Phase II angeschlossen werden; es ist nicht zwingend, aus Übervorsicht die Phase 1 noch um weitere drei Wochen zu verlängern, wie wir das taten mit Rücksicht auf die fast vollständige Harnwegsblockade zu Beginn der Therapie.

Variante 2: In der männlichen Phase (Phase 11) Ingwer zusammen mit Knoblauch und Eigelb nur einmal täglich einnehmen. Damit ergäbe sich eine Halbierung der Eigelbmenge auch in Phase 11.

Variante 3: Eine Kombination aus Phase 1 und 11 in der Weise, dass morgens 1 KL Brennnesselsamen und abends 1 KL Ingwer jeweils in einem Eigelb genommen werden.

Variante 4: Wie Variante 3, jedoch beschränkt auf ein einziges Mal täglich, d.h. Brennnesselsamen und Ingwer werden zugleich, d.h. nur einmal täglich eingenommen. Damit ergäbe sich eine erhebliche Verringerung der Eigelbmenge insgesamt.

Variante 5: Verzicht auf den „Turbolader" Eigelb, stattdessen nur Joghurt als Trägersubstanz für Brennnesselsamen und Ingwer verwenden.

Hormone wirken schon in kleinen und kleinsten Mengen. Es wäre immerhin denkbar, dass eine einmalige Einnahme zweier hochaktiver Naturhormone täglich genügt.

Ob sich weibliche und männliche Komponenten kombinieren, d.h. zusammenfassen lassen, ob sich die weiblichen und männlichen Komponenten auf jeweils eine Komponente beschränken lassen, kann nur das Experiment zeigen. Gelänge es, so könnte die Therapiezeit erheblich verkürzt werden – im Idealfall auf insgesamt vier Wochen.

Grundsätzlich gilt: Die Therapie steht und fällt mit der Qualität des Brennnesselsamens (s. S. 152). Sie brauchen vermutlich nicht mehr als 50 g Brennnesselsamen.

Bitte bedenken Sie, Naturhormone wirken sehr stark. Lieber weniger nehmen als mehr.

Hinweis: Sie dürfen während der Kur alles essen und trinken, ausgenommen Schwarztee, Grünen Tee, Mate-Tee und Alkohol. Allerdings ist in der ersten Phase (der weiblichen) Bier erlaubt. Bitte nicht gleichzeitig mit der Einnahme der Hormone Mineralwasser mit Kohlensäure trinken.

V. Anhang

1. Noch ein Wort zu Homöopathie
– An die Gebildeten unter ihren Verächtern

Der in der Kulturgeschichte Bewanderte wird schmunzeln, weil er im Untertitel sich erinnert fühlt an den Theologen Friedrich Schleiermacher (1768–1834) und an dessen berühmte Schrift „Über die Religion" – mit dem obigen bereits zitierten Untertitel: An die Gebildeten unter ihren Verächtern. Die nachfolgenden Überlegungen zugunsten der Homöopathie rechtfertigen wohl, Schleiermachers Untertitel zu zitieren; die Vorurteile und Einwände gegenüber einer medizinischen Disziplin, die ihre großen Verdienste hat, sind immer noch ebenso massiv wie weit verbreitet – auch unter jenen, die man die Gebildeten nennt.
Natürlich hat auch die Homöopathie ihre Grenzen – aber welche Disziplin hätte diese nicht?
Der grundlegende Irrtum der Verächter der Homöopathie besteht darin, dass sie annehmen, homöopathische Arzneimittel seien einfach bloß verdünnt und weiter nichts. Wer diese Annahme vertritt, zeigt, dass er das Prinzip Homöopathie nicht verstanden hat. Homöopathische Arzneimittel werden eben gerade nicht bloß verdünnt, sondern potenziert, d.h. „verschüttelt" (mit Alkohol) oder „verrieben" (mit Milchzucker). Ginge es nur um Verdünnen, könnten sich die Hersteller von homöopathischen Arzneimitteln die Sache leichter machen und bestimmte Stoffe einfach im gewünschten Mengenverhältnis zusammenschütten – basta. Aber eben gerade das geschieht nicht, sonst käme tatsächlich nichts weiter als ein verdünnter Stoff zustande – und eben kein potenzierter. Ein potenzierter Stoff ist aber im Unterschied zum nur verdünnten – dynamisiert, er ist energetisch angereichert – und eben nicht bloß verdünnt.

Wer dem streng logischen Denken verpflichtet ist, wird gemäß den Grundkenntnissen der Physik wissen, dass nach dem „Gesetz von der Erhaltung der Energie" (Robert Mayer: Äquivalenz von mechanischer Arbeit und Energie) eine „verschüttelte" oder „verriebene" Substanz einen anderen energetischen Status erlangt hat als eine nicht verschüttelte oder nicht verriebene. Jeder Weinkenner weiß, dass ein verschütteler Wein anders schmeckt als ein nicht verschütteler. Weingenießer bestehen darauf, einen von weiter her transportierten, also verschüttelten Wein – „ruhen" zu lassen, tage- und wochenlang, viel länger, als eventuelle Sedimente zum Absinken brauchen. Wozu das, wenn Verschütteln einer Substanz nichts bedeutet? Nichts bewirkt? Oder bewirkt sie vielleicht doch etwas?

Würde Verschütteln nichts bedeuten, könnte ein Weinkenner nach der Fahrt von der Toscana nach Wien oder Hamburg oder Zürich sofort den mitgeschleppten Chianti entkorken und genießen. Das tut er in der Regel nicht. Warum denn nicht? Warum muss denn der Chianti oder eine andere Provenienz erst einmal ruhen? Und was bitte kommt im Wein dabei zur Ruhe? Und kommt das, was zur Ruhe kommt, wirklich je zur Ruhe? Weinkenner haben mir versichert, dass ein transportierter, also verschütteler Wein *nie* mehr so schmeckt wie ein nicht transportierter, also nicht verschütteler. Dass ein guter Tropfen sich gar nicht transportieren (= verschütteln) lässt, dass er das übel nimmt, dass er dabei seinen Charakter verliert – ist das alles Einbildung?

Fazit: Verschüttelung oder Verreibung ist nicht „nichts", weder beim Wein noch bei der Arzneizubereitung. Und Verdünnen ist nicht gleich Potenzieren. Potenzieren ist weit mehr – aber was ist es?

Skeptiker argumentieren gern mit der Loschmidtschen Zahl.
Joseph Loschmidt (1821–1895), ein österreichischer Physiker, errechnete im Jahr 1865 aus den Bewegungsgesetzen der Gase die nach ihm benannte Zahl ($6,0234 \times 10$ hoch 23) – es ist die Anzahl der Moleküle in einem Kubikzentimeter Luft.

Die Skeptiker werfen der Homöopathie Betrug vor, weil sie – völlig zurecht – behaupten, in einer Verdünnung (Potenzierung) von beispielsweise D 100 einer beliebigen Substanz sei kein einziges Molekül der Ausgangssubstanz mehr vorhanden, sondern nur noch Verdünnungs- bzw. Verschüttelungssubstanz. Richtig ist, dass schon in einer Verdünnung ab D 23, das heißt ab einer Verdünnung im Bereich der Loschmidtschen Zahl, kein Molekül der Ausgangssubstanz mehr enthalten ist. Nur ist das nicht das Problem. Das Problem ist vielmehr die Frage, auf welche Weise Informationen im molekularen Bereich vermittelt werden. Ehe nicht klar ist, welche Informationen beim Verschütteln (Verreiben) wie weitergegeben werden, könnte ein Homöopathie-Skeptiker einen Selbstversuch machen und z.B. Phosphorus D 200 einnehmen – eine sehr hohe Verdünnung, weit jenseits der Loschmidtschen Zahl, sodass mit Sicherheit kein einziges Molekül Phosphor mehr darin enthalten ist – womöglich aber Informationen? Schwingungen? Molekularstrukturkopien? Der Skeptiker könnte davon zweimal am Tag 10 Tropfen nehmen (nach seiner Meinung also mehr oder weniger nichts) und dann in der Nacht seine Herzsensationen registrieren. Vielleicht beflügelt ihn so ein Erlebnis, die Erforschung der Vermittlung molekularer Informationen voranzutreiben.

Auch die Keplerschen Planetengesetze galten schon lange, bevor Kepler sie entdeckte – nämlich immer schon. Und sie würden auch dann gelten, wenn Kepler sie nie entdeckt hätte. So ist das mit Naturgesetzen: Sie gelten, auch wenn der zuständige Fachbereich sie noch nicht entdeckt hat. Dass chemische Reaktionen letztlich physikalische Reaktionen sind, d.h. Elektronenverschiebungen, ist bekannt. Aber wie erklärt man sich z.B. rein logisch eine chemische Affinität? Etwa damit, dass bestimmte Elektronen eine bestimmte „Neigung" haben – also eine eher menschliche Eigenschaft besitzen? Haben Elektronen menschliche Eigenschaften? Ohne diese Neigungen je geklärt zu haben, bedienen sich Naturwissenschaftler dieser Neigungen – und kein Mediziner oder Skeptiker verwahrt sich dagegen. Auch nicht dagegen, beim Essen gründlich zu kauen, auch wenn dabei noch nicht einmal geklärt ist, ob beim Kauen bloß Zerkleinern geschieht – oder ob nicht zugleich Verreiben und Verschütteln – also Potenzieren im homöopathischen Sinn stattfindet?

Ist es etwa abwegig anzunehmen, dass Kartoffeln, wenn sie den Magen erreichen, bereits einen anderen energetischen Status besitzen, als sie in dem Moment aufwiesen, da sie hinter die Zähne gelangten? Und dass die im Magen hin und her bewegten, also verschüttelten und verriebenen Kartoffeln wiederum einen höheren Energiestatus haben, wenn sie den Pförtner erreichen? Womöglich ist das die Absicht der Natur? (Hat die Natur Absichten? Wieder so eine vertrackte Frage.) Vielleicht ist unser Verdauungssystem nicht bloß eine chemische Umwandlungsanlage, sondern zugleich ein – Potenzierungsunternehmen? Und vielleicht müssen wir nur deswegen nicht viel mehr essen, um uns zu erhalten, weil das eben gerade so ist?

Alles ist Bewegung. Selbst in der Ruhe bewegt sich der Stein – rein molekular gesehen. Bewegung ist ein Prinzip des Lebens – wie auch der homöopathischen Arzneimittelherstellung.

Genug der ungeklärten Fragen. Nur: Solange die Fragen nicht geklärt sind, sollten die Skeptiker oder Verächter der Homöopathie erst einmal abwarten, was die weitere Forschung bringt – oder die eigene Erfahrung.

Der homöopathische Grundsatz „Similia similibus curentur", Ähnliches werde durch Ähnliches geheilt, blieb dabei noch außer Betracht. Er erscheint mir so einleuchtend, dass er kaum einer Erklärung bedarf. Die Abwehr des Körpers gegenüber einem krankhaften Prozess wird durch das „Ähnliche" noch einmal angekurbelt wie eine erneute Zündung bei einem abgestorbenen Motor.

Was Pulsatilla betrifft, auch Küchenschelle genannt, so wird sie in der Homöopathie gegen unendlich viele Beschwerden eingesetzt (Pahlow). Julius Mezger (Homöopathische Arzneimittellehre) erkennt der Pulsatilla eine nicht geringe Bedeutung gerade für das männliche Geschlecht zu – und nicht nur für die weiblichen Geschlechtsorgane, wie häufig angenommen wird. Hinzu kommt die – vermutete – Beziehung zur Hypophyse, deren Hormon LH die Tätigkeit der untergeordneten Sexualhormondrüsen steuert. Kennzeichnend für die Verwendung von Pulsatilla ist – unter anderem – das Verlangen nach Alkohol. Dies alles sprach für die zusätzliche Verwendung von Pulsatilla. Der Erfolg darf wohl als Bestätigung gelten.

Die Erfahrungen, die Julius Mezger bei seinem Hund mit *Mönchspfeffer* (Vitex agnus castus, Keuschlamm, Eisenkrautgewächs) machte, dürfen wiederum als Beweise dafür gewertet werden, wie wenig homöopathische Arzneimittel mit Placeboverabreichungen zu tun haben.

Mönchspfeffer ist ein drei bis fünf Meter hoher Strauch, verbreitet vom Mittelmeergebiet bis Nordindien. Verwendet werden die getrockneten Früchte, die Cineol enthalten, das hormonähnlich wirkt und eine übermäßige Erregung dämpft (Mezger sagt: altbekannt).

Die Frage der Dosierung studierte Julius Mezger an seinem Hund, einem Dackelrüden. „Das Tier jammerte und heulte alle Nächte, wenn sich in der Nachbarschaft eine läufige Hündin aufhielt. Auf einige Körnchen Agnus D 6 hat er sich alsbald beruhigt. Dieses Experiment konnte ich öfters anstellen, ich probierte es auch mit D 1, auch damit schon in der nächsten Nacht völlige Beruhigung" (Mezger, a.a.O.).

Im Mittelalter sollen auch Zwangszölibatäre zu dieser Droge gegriffen haben, die offenbar nicht umsonst Keusch-Lamm heißt oder Agnus castus bzw. Agnolyt (in der Botikanikersprache) oder auch Mönchspfeffer in der derben Sprache des Volkes.

Leider war im Mittelalter die Homöopathie noch nicht erfunden. Die Mönche werden sich eine eigene Dosierung zurechtgelegt haben. Doch die Frage sei erlaubt: War der Mönchspfeffer-Trick Gott wohlgefällig?

Leider wird sich, solange zum Studium der Theologie nicht auch das Studium der Physiologie gehört, am zölibatären Wahn nichts ändern. Interessant wäre eine vergleichende BPH-Statistik von evangelischen und katholischen Gottesmännern, unter jeweiliger Berücksichtigung des Alkoholkonsums.

Vielleicht könnte eine solche Vergleichsstatistik dazu beitragen, eine absurde, menschenfeindliche Bestimmung zu kippen, die mit der Botschaft Jesu so wenig zu tun hat wie die Tiara auf dem Kopf des Papstes.

2. Noch ein Wort zu Hämorrhoiden

Es gibt wohl kaum einen Mann mit Prostatabeschwerden, der ohne Hämorrhoiden bleibt, auch wenn die gutartige Prostatawucherung als Ursache nirgendwo eigens erwähnt wird. So lautet die Definition im Lexikon Herder: ... Erweiterungen der Venengeflechte des unteren Mastdarms innerhalb oder außerhalb des Afterschließmuskels. Sie entstehen durch anlagebedingte Bindegewebsschwäche oder infolge von Blutstauung bei: chronischer Verstopfung, sitzender Lebensweise, Alkohol- und Nikotinmissbrauch, häufig bei Lebererkrankungen und bei Schwangerschaft.

Diese Ursachenaufzählung deckt sich ungefähr mit jener im Klinischen Wörterbuch, Ausgabe 1977. Die neue Ausgabe (1994) teilt die Hämorrhoiden in vier verschiedene Schweregrade ein, nennt eine Reihe von Symptomen, v.a. Darmblutungen (helles Blut), Juckreiz und schleimige Sekretion – aber keine Ursachen.
Gemäß dieser Einteilung litt unser Freund an Hämorrhoiden des Schweregrades 2: beim Pressen prolabierend (vorfallend, heraustretend) mit spontaner Reposition. Unser Freund konnte – gemäß seiner Schilderung – nach der Darmentleerung, während welcher die Hämorrhoiden als dicke blutende Knubbel immer hervortraten, durch ein Schlenkern des Beckens dieselben wieder zurückbefördern. Die Empfehlung, Hämorrhoiden homöopathisch zu kurieren, bezieht – und beschränkt – sich daher ausschließlich auf ähnlich gelagerte Fälle. Zunächst und als Erstes: Das Alkoholverbot bleibt (und blieb damals) bestehen, es wurde

ergänzt durch ein striktes Verbot von Kaffee und Schwarztee. Als Getränke blieben somit nur Wasser und immer wieder Wasser, dazu Säfte, Kräutertee und jede Art von Sauermilch. Kern der Therapie aber waren folgende homöopathischen Mittel:

Morgens und mittags je 5 Tropfen Aesculus D 2
Abends 1 × 5 Tropfen Millefolium Urtinktur.

Ferner täglich eine kalte Dusche im Afterbereich von rund zehn Sekunden (mitzählen!). Nach genau zwei Wochen waren die Hämorrhoiden verschwunden – und sind es bis heute.

Im Januar dieses Jahres teilte unser Freund dieses Rezept einem Kollegen mit, der es vom 13. bis 27. Januar 1998 probierte: mit demselben Erfolg. Die Hämorrhoiden 2. Grades bildeten sich zurück und wurden fortan nicht wieder gesehen bzw. gespürt. Jedoch handelte es sich auch bei diesem Kollegen um Hämorrhoiden, die sich mit dem Finger zurückdrängen ließen.
Vermutlich lassen sich nur Hämorrhoiden geringeren Schweregrades damit kurieren. Doch ein Versuch lohnt sich. Bei Nichterfolg allerdings bleibt nur der Gang zum Chirurgen, denn Hämorrhoiden können zu anhaltenden und gefährlichen Blutungen führen.
Was qualifiziert die beiden fraglichen homöopathischen Pflanzenpräparate für eine kleinere Hämorrhoidenkur geringeren Grades?

Aesculus (Rosskastanie) ist seit der Mitte des letzten Jahrhunderts geläufig als Mittel gegen Hämorrhoiden und Krampfadern (Mezger). Seine Hauptwirkstoffe sind ein Gemisch aus Saponinen und Flavonen, die zusammen die Gefäßresistenz gegen Fragilität und Permeabilität erhöhen. Ein Wirkstoff (Aescin) ist in seiner ödemvermindernden Wirkung außerordentlich stark und übertrifft die des Rutins (Hauptwirkstoff der Ruta graveolens = Weinraute, welche als altbewährt gilt bei venöser Stauung und Krampfadern) um das 600-Fache (Mezger).

Millefolium (Achillea, die Schafgarbe) gilt in der Volksmedizin als altes Wundheilmittel, auch bei zu starker Monatsblutung, bei Blutergüssen und eiternden Wunden (Pahlow). In der Homöopathie wird die Urtinktur aus dem frischen, blühenden Kraut bereitet und ist angezeigt bei hellroten Blutungen verschiedenster Art, seien diese entstanden durch Verletzungen oder Stauungen oder durch sonstige Gefäßschädigungen (Pahlow, Mezger). Mezger und Pahlow nennen als wirksame Bestandteile u.a. einen Bitterstoff (Achillein), ätherische Öle, Gerbstoffe, Mineralien und mehrere Flavone. Gleichviel: Uns dünkte die Kombination aus beiden, aus Rosskastanie wie Schafgarbe, in oben genannter Dosierung und Verabreichung (Aesculus morgens, Millefolium abends) eine gute Chance für einen aussichtsreichen Kampf gegen kleinere „Krampfadern" im After. Wie sich zeigen sollte, bestand die Vermutung zumindest in diesem Fall zurecht.

3. Noch ein Wort zu Inkontinenz
(Blasen-Schließmuskelschwäche)

Gemeint ist der unfreiwillige Harnabgang beim Husten, Niesen, Pressen, Lachen, der nach allgemeiner Auffassung eine Alterserscheinung ist, sowohl beim Mann wie bei der Frau. Gemeint ist auch die verringerte Fähigkeit, bei gewöhnlichem Harndrang die Toilette in Ruhe aufzusuchen und sich in Ruhe in Position zu bringen. Bei Harninkontinenz beginnt der Harn zu laufen (nicht bloß zu träufeln), ehe dies beabsichtigt ist. Im schlimmsten Fall läuft der Harn, ob man nun will oder nicht. Man spricht hier von imperativem Harndrang. Der Harn kommandiert gleichsam den Start und nicht der Mensch.

Nach meiner eigenen Beobachtung ist diese Art Inkontinenz keineswegs einfach bloß eine mehr oder minder unvermeidliche Alterserscheinung, sondern eine – Mineralienfrage. Man mache die Probe und trinke reichlich (Wasser, Kräutertee, Milch, Saft, auch Kaffee) und nehme danach (aber auf keinen Fall abends!) zwei bis drei Tabletten Calcium (z.B. Calcipot). Man wird sehen, dass der Harnabgang, wenn sonst keine Störung vorliegt, ziemlich „imperativ" ist. Man nehme danach eine Kalium-Tablette (z.B. KCl-retard Zyma oder Kalium Duriles) oder trinke ein Glas rohen Kartoffelsaft und man wird feststellen, dass der Harndrang weniger zwingend wird. Um den Kalium-Calcium-Mechanismus klarer zu sehen, habe ich den Versuch ausgeweitet und nahm – über den Tag verteilt – zweimal Kalium und trank, wie empfohlen, reichlich. Ergebnis: Die Blase war voll und nötigte mich auf die Toilette. – Doch vergeblich: Der Schließmuskel wollte sich nicht öffnen und öffnete sich auch nicht – für Stunden nicht! Endlich nahm ich erneut eine Calciumtablette und wurde dann etwa nach einer weiteren Stunde den angestauten Harn los. Das Experiment habe ich inzwischen ungezählte Male wiederholt – stets mit demselben Ergebnis: Kalium stärkt – oder schließt den Schließmuskel, Calcium öffnet ihn. Man könnte auch sagen: Ein relativer Kaliummangel führt zu einer Schließmuskelschwäche und damit zu Inkontinenz.

Dass Kaliummangel im Alter offenbar zunimmt und insofern eine Alterserscheinung ist, entnehme ich nicht nur den Inkontinenz-Klagen älterer Frauen, sondern auch ihren geröteten Gesichtern, den flammend roten Backen und den dunkelroten Nasenspitzen – alles Hinweise auf einen gewissen Kaliummangel. Nachzufragen bei einem Experten wird nicht viel bringen, denn das Thema ist bislang nicht erforscht. Vielleicht greift demnächst ein Nachwuchsmediziner die Problematik auf und beschränkt sich nicht mehr auf die übliche Empfehlung, sich Windeleinlagen anzuschaffen.

Achtung: Mit Kalium ist nicht zu spaßen. Die Dosierung muss in jedem Fall der Arzt festlegen.

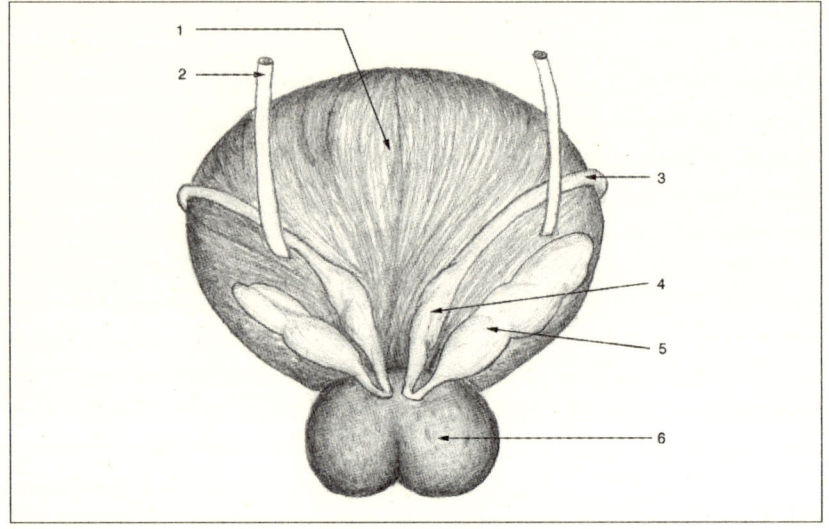

Harnblase und Prostata von hinten

1	Blasenwand	4	Erweiterung des Samenleiters
2	Harnleiter	5	Bläschendrüse
3	Samenleiter (Ductus deferens)	6	Prostata

4. Noch ein Wort zu Leistenbruch *(Hernia inguinalis)* und gutartiger Prostatawucherung

So selten scheint das nicht zu sein: Nach einer Leistenbruchoperation beginnt die Prostata zu rebellieren, indem sie proliferiert. Auch bei meinem Vater entstand das Prostataproblem ungefähr ein halbes Jahr nach einer solchen Operation. Inzwischen weiß ich von einigen Männern, denen es ähnlich erging. Wie ist das zu erklären, wenn man sich mit „Zufall" nicht abfinden will.

Das Klinische Wörterbuch, Ausgabe 1994, stellt fest, dass die Hernia inguinalis (der so genannte Leistenbruch) von allen Bruchformen die häufigste ist, vor allem bei Männern (ca. 80 %). Die Bruchpforte befindet sich dabei oberhalb des Leistenbandes, was wiederum zwei verschiedene Bruchmöglichkeiten zulässt. Entweder verläuft 1. die Hernie seitlich mit dem Samenstrang durch den Leistenkanal und tritt im Hodensack aus oder 2. der Bruch verläuft mitten im Samenstrang senkrecht durch die Bauchwand zum äußeren Leistenring, der die Öffnung zum Leistenkanal darstellt.

Durch diesen Leistenring verläuft aber auch der Samenstrang, jener bindegewebige Gefäßstiel, an dem jeder Hoden hängt (Taschenatlas der Anatomie). Das bedeutet, dass der Leistenkanal bei beiden Formen der Hernie in irgendeiner Weise mitbetroffen sein kann, jener Kanal, durch welchen der Samenleiter, Blutgefäße und Nerven verlaufen.

Es lässt sich denken, dass eine Operation in einem Bereich, durch welchen Strukturen und Nerven des Geschlechtsapparats ziehen, zu Störungen im Geschlechtsapparat führen kann. Ein Mann, der einige Zeit nach einer Leistenbruchoperation (gutartige) Prostataprobleme bekommt, obgleich er kein Alkoholiker war und ist und auch sonst naturgemäß lebt, kann sich das Herumrätseln ersparen. Es ist nahe liegend, dass bei einer solchen Operation gewisse Nervenäste tangiert und Signalstrukturen beeinträchtigt werden – mit entsprechenden Folgen.
Ob eine durch eine Bruchoperation irritierte Prostata sich mit der hier vorgestellten Therapie wieder normalisieren, also vollständig heilen lässt, muss die Zukunft zeigen. Denkbar ist, dass in einem solchen Fall die zweite Phase der Therapie (die männliche Phase) nicht greift, weil sie sich an die Hodenaktivität wendet, die ja möglicherweise durch eine Bruchoperation beeinträchtigt ist. Aber die erste Phase der Therapie (die weibliche, die sich direkt an die Prostata wendet) könnte einen gewissen Erfolg bringen und eine wuchernde Prostata evtl. wieder reduzieren. Dann allerdings wäre eine längerfristige Therapie wohl nicht zu vermeiden.

5. Noch ein Wort zur Pille für den Mann

Nein, hier ist nicht Viagra gemeint, die arzneiliche Erektionshilfe, sondern die Verhütungspille für den Mann, analog der Pille für die Frau, die vor rund dreißig Jahren auf den Markt kam.

Noch gibt es die hormonelle Verhütungspille für den Mann nicht, aber es wird daran gearbeitet. Die Apotheken Umschau (1.4.1998) berichtet von einem Projekt, dessen Ziel die Entwicklung einer Anti-Baby-Spritze für den Mann ist. Die Spritze enthält abgewandeltes Testosteron, das der Hirnanhangdrüse (Hypophyse) einen ausreichenden Testosteronspiegel vortäuscht, wodurch in den Hoden die Spermienproduktion unterdrückt wird. Bei 75 % der Probanden sank innerhalb von drei bis sechs Monaten die Spermienrate auf null. Ein halbes Jahr nach Absetzen der Spritze, die wöchentlich wiederholt werden muss, soll die Zeugungsfähigkeit wiederhergestellt sein, was abzuwarten bleibt, denn der Forschungszweig ist jung.

Die unerwünschten Nebenwirkungen sind angeblich gering und sollen nur gelegentlich in Akne und Gewichtszunahme bestehen, nicht jedoch in Potenz- und Libidostörungen oder gar Ejakulationsverlust.

Letzteres muss bezweifelt werden und dürfte langfristig anders lauten. Die Dosen des Pseudo-Testosterons seien zu gering, behauptet ein Hormonexperte, als dass Potenzstörungen zu befürchten wären. Zu gering? – Aber doch stark genug, um die zentrale Funktion von Testosteron, nämlich die Spermienproduktion, zu steuern – auf null herunterzufahren? Das heißt: vollständig aufzuheben? Eine auf null heruntergefahrene Spermienproduktion zieht früher oder später eine ganze Reaktionskette nach sich, wie in diesem Buch ausführlich erläutert wurde. Die Natur ist geduldig, ja, auch in ihrem Produkt Prostata. Aber nicht auf Dauer. Auf Dauer hat die Spermienunterdrückung eine unausweichliche Folge: Sie führt zur Prostatawucherung, sie führt zu BPH. Die Wissenschaftler haben denn auch schon eine Einschränkung parat: Männer mit Prostatakrebs sollten das Pseudotestosteron meiden, obgleich die Substanz angeblich keinen Krebs auslöst, gesichert ist aber, dass es das Wachstum eines bestehenden Prostatakrebses fördert.

Die Idee einer Verhütungspille für den Mann ist verständlich, parallel zur Pille für die Frau. Nur hat die Parallelität zwischen Mann und Frau ihre Grenzen. Während bei der Frau der verkümmerte (männliche) Wolff-Gang außerhalb des weiblichen Geschlechtsapparats liegt (nämlich außerhalb – unterhalb der Eileiter, genannt Epoopheron), liegt der verkümmerte (weibliche) Müller-Gang als Utriculus mitten in der Prostata. Wir sprachen vom latenten Mischzustand der Prostata. Eine auf null heruntergefahrene Spermienproduktion kann nicht ohne Folgen bleiben in der nachgeordneten Signalstruktur, spätestens an der Prostata wird es sich weisen, wenn früher oder später keine oder falsche Signale an sie gelangen. Vor einer solchen Pille oder auch Spritze für den Mann muss gewarnt werden. Vorerst gilt es, die Langzeitstudien abzuwarten. Wer mit einem Trick die Signalstruktur aushebelt, wer Wind sät in den Hoden, wird Sturm ernten in der Prostata.

6. Noch ein Wort zu Viagra

Die kleine blaue Tablette ist kein Potenzmittel, sondern ein Entspannungsmittel, das die Adern weitet und so dafür sorgt, dass die so genannten Schwellkörper im männlichen Glied sich mit Blut füllen und eine Erektion auslösen. Diese Blutfüllung – und damit die Erektion – bleibt länger erhalten als sonst, weil das Präparat den Abbau eines Enzyms hemmt, das bei sexueller Erregung entsteht und dafür sorgt, dass die Blutfülle bestehen und die Erektion erhalten bleibt. Je später das Enzym abgebaut wird, desto länger hält die gliedaufrichtende Wirkung an. Oft unerwünscht lange. Ein gesunder Mann bedarf dieser Nachhilfe nicht. Allerdings gibt es nach Prostataoperationen oft gravierende Probleme mit der Potenz, wie der Spiegel meldet (5.4.1998). Jedoch nur für den, der eine Prostataoperation nicht vermeiden konnte. Vielleicht, so die Hoffnung, gelingt die Vermeidung einer Prostataoperation wegen einer bestehenden gutartigen Wucherung künftig eher mit Hilfe genau des Verfahrens, das Gegenstand dieses Buches ist.

7. Noch ein Wort zu Sterilisation (Vasektomie) und BPH

Trotz vernünftiger Lebensweise und gesundem Sexualleben entsteht heute häufig dennoch - und zwar relativ früh – eine benigne Prostatahyperplasie: im Anschluss an eine Sterilisation mittels operativer Durchtrennung der Samenleiter Vasektomie (Vasoresektion).

Die Erklärung dürfte einfach sein.
Denn im Zwittergebilde Prostata liegen die Testosteron-Rezeptoren vermutlich in den Außenlappen, während im Mittellappen – im Bereich des Utriculus prostaticus – die Östrogen-Rezeptoren lokalisiert sind. Nun aber befindet sich im Zentrum des Utriculus auch das so genannte Samenhügelchen (Colliculus seminalis), auf welchem nicht nur die Ausführungsgänge der Prostatadrüsen münden, sondern auch die beiden so genannten Spritzgänge (Ductus ejaculatorii). Das heißt, hier mischen sich (oder sollten sich mischen) drei Flüssigkeiten: das Sekret der Prostata mischt sich mit dem Sekret der Bläschendrüsen und den Spermien (plus dem Sekret der Nebenhoden – streng genommen). Fehlen die Spermien – dank Sterilisierung –, dann fehlt in dem Gemisch die imperativ männliche Komponente. Das kann nicht ohne Wirkung bleiben auf die Östrogen-Rezeptoren im Utriculus. Wenn auf diesen Rezeptoren längerfristig kein männliches Element auftrifft bzw. kein imperativ männliches Signal eintrifft, dann gilt die Umkehrung, d.h. die evolutionsgeschichtliche Urerinnerung: Die weiblichen Rezeptoren fordern dringend, wofür sie ausgerüstet sind: nämlich weibliche Hormone. Um sich Gehör zu verschaffen, vergrößern die Rezeptoren ihr Gehäuse. Die BPH beginnt.

Außerdem könnten bei der Sterilisierung auch einschlägige Nervenfasern operativ verletzt werden, was die Entstehung einer BPH immer begünstigt. Vgl. die ähnliche Problematik bei Leistenbruchoperationen.

Im Jahr 1999 erhielt ein Wissenschaftler eine Auszeichnung dafür, dass er *Signal-Moleküle* entdeckte. Genau diese postuliere ich, wenn ich von ,Signalen' und ,Signal-Strukturen' im Geschlechtsapparat rede. Der Mann hat für seine Entdeckung nur einen unbedeutenden Preis erhalten, keinen Nobelpreis – obwohl er ihn in meinen Augen verdient hätte.

Therapeutisch empfiehlt sich bei einer BPH nach Vasektomie eine verkürzte Östrogenphase (vgl. S. 134) für ca. zwei Wochen, anschließend längerfristig eine Variante der noch gemischten Phase (vgl. S. 134), etwa so (im Anschluss an die Östrogenphase):

morgens: ½ TL Brennnesselsamen + ½ TL Ingwer in Eigelb
mittags: 8 Tr. Pulsatilla D 6
abends: kleines Stückchen Hefe + 1 Zehe Knoblauch in Joghurt

Dies ist eine Chance, mehr nicht – doch dies immerhin.

Nach einer Verletzung von Nervenfasern in dieser Region macht es wenig Sinn – wie es auf den ersten Blick scheinen könnte – die Vasektomie einfach rückgängig machen zu lassen mittels ,Vasostomie', wie die operative Re-fertilisierung offiziell heißt. Denn jeder Eingriff in dieser Region stellt eine Gefährdung der nervlichen Versorgung dar.

Wo gibt es heute Brennnesselsamen?

Dass Einfachste ist heutzutage oft das Schwierigste. Keimfähiger, d.h. brauchbarer Brennnesselsamen scheint Mangelware zu sein. Reformhäuser und Kräuterhandlungen führen Brennnesselsamen in aller Regel nicht. Brennnesselsamen aus der Apotheke ist im Allgemeinen nicht keimfähig und daher untauglich.

Es gibt folgende Möglichkeiten:

1. Sie bitten eine örtliche Samenhandlung, den Brennnesselsamen bei der *Großhandlung Blauetikett-Bornträger GmbH* in 67591 Offstein zu bestellen (Tel.: 0049 / (0)6243 / 905326, Fax: 905328).

2. Gute Qualität liefert: *Kräuter- und Wurzel-Sepp,* Wilhelm Linding Kräuterparadies; Blumenstraße 15, 80331 München; Tel.: (089) 265 726; Fax: (089) 232 698 57; E-Mail: linding@phytofit.de; Internet: www.phytofit.de

3. Oder – falls Sie Gartenbesitzer sind – Sie säen Brennnesseln selber. Die Pflanze ist anspruchslos, gehört jedoch zu den so genannten Ruderalpflanzen, d.h. sie gedeiht am besten in Horsten.

4. Oder Sie bitten einen Freund, eine Brennnesselecke für Sie (und evtl. gleich für ihn selber) in seinem Garten einzurichten, – notfalls im Balkonkasten.

5. Oder Sie sammeln im nächsten Urlaub (ab Ende Juli bis Ende Oktober) die samentragenden Brennnesseln selber. Bitte nur in einer Gegend mit wenig Auto- und Flugverkehr und frei von Fuchsbandwurm. Achtung: Nur voll ausgereifter Samen ist tauglich!

Ist der Harnfluss noch nicht allzu sehr behindert, können Cholesteringefährdete Variante 5, S. 135 probieren. Die Wirkung ist etwas schwächer. Andererseits gehört der Wirkstoff Beta-Sitosterin im Brennnesselsamen zu den Lipidsenkern, sodass das Eigelb-Cholesterin evtl. gar nicht zur (vollen) Wirkung kommt. Das Thema ist noch nicht genügend erforscht.

Wer mit dem Internet umgehen kann, findet dort reichlich Adressen von Brennnesselsamenlieferanten.
Hinweise geben manchmal auch Reformhäuser.

Einfache Stichworterklärung

Adenom = zumeist gutartige Drüsengeschwulst

ad hoc = eigens zu diesem Zweck

ad infinitum = bis ins Unendliche, unaufhörlich

akzessorisch = ergänzend

akzessorische Geschlechtsdrüsen = den Geschlechtsapparat ergänzende, sekret-absondernde Drüsen; (beim Mann: Nebenhoden, Bläschendrüsen, Bulbo-urethral-Drüsen, Prostata)

Akkumulation = Ansammlung, Anhäufung, Anreicherung

Alkaloide = stickstoffhaltige pflanzliche Substanzen mit basischem Charakter, meist stark giftig, oft wertvolle Heilmittel

5-Alpha–Dihydrotestosteron = biologisch aktive Form v. Testosteron (DHT)

Alpha-Rezeptorenblocker (Alphablocker) = blockieren die Rezeptoren an den parasymp. Nervenfaserenden, hemmen die Erregungsübertragung; verwendet bei nervlich bedingten Blasenentleerungsstörungen

5-Alpha-Reduktasehemmer = Finasterid; Medikament, das eine vergrößerte Prostata verkleinern soll

Altherrenspende = häufiges Harnlassen von Minimengen

Amara acria = Bitterstoffe, Scharfstoffe in Pflanzen

Antigen = körperfremder Stoff, der im Blut des Organismus Antikörper erzeugt

Antikörper = Schutzstoff im Blut, Serumglobulin

Androgene = Sammelbegriff für männliche Sexualhormone

Ätiologie = Lehre von den Ursachen

Aphrodisiaka = Mittel zur Steigerung der Sexualität bzw. Potenz

Balkenblase = kompensatorisch vergrößerte Harnblase infolge BPH (s.d.)

Ballondilatation = Erweiterung der Harnröhre durch einen aufblasbaren Katheter

benigne = gutartig

Beta-Sitosterin = organische Verbindung in Pflanzen, wirkt cholesterinsenkend und hormonell ausgleichend in der Prostata; enthalten in Brennnesselsamen, Sojabohnen, Weizenkeimlingen; noch nicht abschließend erforscht

Biopsie = Untersuchung von lebendem Gewebe

Blasenhals = Übergang der Harnblase in die Harnröhre = Pars prostatica

BPH = Benigne Prostata-Hyperplasie (gutartige Prostata-Vergrößerung)

Brennnesselsamen = Samen von Urtica urens und Urtica dioica, beide enthalten östrogenoide Substanzen und Betasitosterin (s.d.)

Bulbo-Urethraldrüsen = Glandulae bulbo-urethrales, Cowper-Drüsen, erbsengroße Schleimdrüsen, münden beim Mann in die Harnsamenröhre

Bulbus = zwiebelartig aufgetriebenes Gebilde

Chelate = stabile Komplexe von Metallen mit organischen Verbindungen (z. B. Hämoglobin und Chlorophyll)

Chlorophyll = Blattgrün

Colon = Dickdarm

Corpus luteum = Gelbkörper, entsteht im Ovar nach dem Eisprung aus dem Follikel, ist Bildungsort des Hormons Progesteron

Cowper William (1666–1709), Anatom in London, beschrieb die Bulbo-Urethraldrüsen

DHT = 5-Alpha-Dihydrotestosteron, Aktivform von Testosteron

Eisprung = Ovulation, Ausstoßung einer reifen Eizelle aus dem Follikel (s.d.)

Ejakulation = Samenerguss

Ejakulat = Samenflüssigkeit, Sperma

endogen = von innen kommend

endokrine Drüsen = nach innen, an das Gefäßsystem absondernde Drüsen (z.B. Hypophyse, Nebennieren, Becherzellen)

Endometrium = innere Schleimhaut der Gebärmutter

Endoskopie = Untersuchung von Körperhöhlen mittels Endoskop (Instrument mit elektrischer Lichtquelle und optischer Vorrichtung)

Enzyme = katalysatorisch wirkende Eiweiße im Stoffwechsel

Epithel (Epithelgewebe) = Zellverband, eine innere oder äußere Oberfläche bedeckend

exogen = von außen kommend

exokrine Drüsen = nach außen, an Haut oder Schleimhaut absondernde Drüsen (z.B. Schweißdrüsen, Speicheldrüsen, Milchdrüsen)

Faex medicinalis = entbitterte Back- oder Bierhefe; enthält B-Vitamine und östrogenoide Substanzen

fakultativ = nach Belieben, freiwillig, gelegentlich

Finasterid = Name eines in den Hormonstoffwechsel der Prostata eingreifenden Medikaments (s. Alpha-Reduktasehemmer)

Flavone = Sammelbegriff für bestimmte pflanzliche Wirkstoffe, darunter gelbe Blütenfarbstoffe; an Heilwirkungen von Planzen beteiligt

Follikel = Bläschen (z.B. der Graafsche Follikel im Ovar, der im Reifezustand platzt und ein reifes Ei entläßt; s. Follikelsprung, Eisprung)

Follikelsprung = Platzen eines reifen Folllikels im Ovar und Ausstoßen eines reifen Eis (s. Eisprung)

Fragilität = Brüchigkeit, Zerbrechlichkeit

Fruktose = Fruchtzucker, der süßeste aller natürlichen Zucker, enthalten im Sperma

Gelbkörper = Corpus luteum, entwickelt sich nach dem Eisprung aus dem Follikel, produziert das Hormon Progesteron

Gestatio = Schwangerschaft

Gestagene = Steroidhormone, steuern Entstehung und Erhaltung einer Schwangerschaft; wichtigstes natürliches Gestagen: Progesteron

generativ = geschlechtlich

gonadotrop = auf die Keimdrüsen wirkend

Gravida = die Schwangere

Gravidität = Schwangerschaft (auch Gestatio)

Glykoside = pflanzliche Zuckerverbindungen mit großer Wirkungsvielfalt

Haploider Chromosomensatz = einfacher Chromosomensatz; Gegensatz diploider Chromosomensatz; beim Reifevorgang der Samenzellen wird der diploide Chromosomensatz halbiert

Hahnemann, Samuel = Arzt, Begründer der Homöopathie (1755–1843), schrieb ‚Organon der rationellen Heilkunde‘ 1810; s. Homöopathie

Hering (Heering) Konstantin = Arzt u. Homöopath, Freund Hahnemanns; schrieb ‚Der homöopathische Hausarzt‘, 1837

Hämoglobin = roter Blutfarbstoff

Harn = Urina, die bei Mensch und Säugetieren von den Nieren durch die Harnwege abgesonderte Flüssigkeit, normale Farbe hell- bis dunkelgelb

Harnblase = Vesica urinalis, Harnreservoir, Fassungsvermögen 300–500 ml

Harnorgane = die an Harnbereitung und Harntransport beteiligten Organe (Nieren, Harnleiter, Harnblase, Harnröhre)

Harnleiter = Ureter, die beiden Harnleiter sind beim Mann ca. 25 cm lang, münden an der Hinterseite der Blase, Gefahr der Rückstauung bei überdehnter Blase

Harnröhre = Urethra, Ausführungsgang der Harnblase, beim Mann ca. 25 cm lang

Harnsäure = Acidum uricum, Bestandteil des Harns, Abbauprodukt der Nukleinsäuren (Zellkern-Säuren); 0,4–1,2 g pro Tag

Harnstoff = Urea, Bestandteil des Harns, wichtigstes Endprodukt des Eiweiß-Stoffwechsels, bis zu 30 g pro Tag

Harnträufeln = dauernder tröpfelnder Harnabgang bei echter Inkontinenz oder bei überlaufender Prostatikerblase

Harnvergiftung = Urämie, Selbstvergiftung des Körpers bei erheblicher Zunahme harnpflichtiger Substanzen im Blut

Harnverhaltung = Unfähigkeit der Harnentleerung trotz Harndrang, meist infolge Prostatavergrößerung

Hernia inguinalis = Leistenbruch

Histologie = Gewebelehre

Hoden = männliche Geschlechtsdrüsen, Bildungsort der Samenzellen (Spermien) in den gewundenen Hodenkanälchen

Homöopathie = von S. Hahnemann 1810 entwickelte Heilmethode nach dem Prinzip ‚similia similibus curentur‘ = Ähnliches soll mit Ähnlichem geheilt werden; homoios *gr.* ähnlich, pathos *gr.* Leiden

Homöostase = Konstanz (Stabilität, Beständigkeit, Gleichgewicht) des inneren Milieus dank Selbstregulierung (z.B. durch Hormone und Nerven)

Hyperplasie = Vergrößerung eines Organs durch zahlenmäßige Vermehrung der Zellen

Hypertrophie = Vergrößerung eines Organs durch Vergrößerung der einzelnen Zellen

Hypophyse = Hirnanhangdrüse, übergeordnetes Steuerungsorgan aller innersekretorischen Drüsen

Inkontinenz = unfreiwilliger Abgang von Harn oder Stuhl

Kapillaren (Blutkapillaren) = winzige Blutgefäße, in denen der Stoffaustausch zwischen Blut und Gewebe stattfindet

Klimakterium = Wechseljahre der Frau

Koma = tiefste Bewusstlosigkeit

kontrahieren = zusammenziehen

Kreatin = Zwischenprodukt des Muskelstoffwechsels

Kreatinin = Ausscheidungsform des Kreatins

Lege artis (lat). = nach den Regeln der (medizinischen) Kunst

Leistenkanal = 4–5 cm langer Kanal in der Leistengegend, enthält den Samenstrang

Leydigsche Zwischenzellen = Drüsenzellen in den Hoden, Bildungsort von Testosteron

LH-*Hormon* = Hormon der Hypophyse, steuert die untergeordneten Sexualhormondrüsen

Loschmidt, Joseph = österr. Physiker (1821–1895), errechnete die nach ihm benannte Zahl (*Loschmidtsche Zahl* = Zahl der Moleküle pro ccm Luft bzw. Zahl d. Moleküle pro Gramm-Mol)

Maligne = bösartig

Membrum virile = männliches Glied

Miktion = Harnlassen

Mittellappen = mittlerer d. drei Lappen d. Prostata, wuchert bei BPH zuerst

Müller, Johannes = Anatom (1801–1858)

Müller-Gang = embryonaler Geschlechtsgang, verkümmert beim Mann zu Utriculus prostaticus; entwickelt sich bei der Frau zum Ovar, Uterus und oberem Teil der Vagina

Nebenhoden = Speicher der unreifen Samenfäden auf dem oberen Pol des Hodens

Nervensystem, animales = regelt die willkürlichen Funktionen des Organismus (Gegensatz: vegetatives Nervensystem)

Nervensystem, vegetatives (autonomes) = regelt die unwillkürlichen Funktionen des Organismus (Atmung, Verdauung, Stoffwechsel, Wasserhaushalt ...; Gegensatz: animales Nervensystem)

Nervus pudendus = Schamnerv, versorgt u.a. die Prostata

Nervus sympathicus = gehört zum vegetativen Nervensystem, beschleunigt Herzschlag und Atmung, erhöht den Blutdruck, hemmt Drüsen- und Darmtätigkeit, steuert Ejakulation

Nervus parasympathicus = gehört zum vegetativen Nervensystem, verlangsamt Herzschlag und Atmung, beschleunigt die Tätigkeit von Drüsen, Darm und Blase, steuert die Erektion. In den Genitalfunktionen ergänzen sich Sympathikus und Parasympathikus, während sie sonst antagonistisch (gegensätzlich) wirken

NNR = Nebennierenrinde, einer der wichtigsten Produktionsorte von Hormonen, z.B. Hydrocortison

Nukleinsäuren = Kernsäuren, chemische Substanzen im Zellkern; ihr Abbauprodukt ist die Harnsäure (s.d.)

Osmose = Diffusion eines Stoffes durch eine Membran hindurch

osmotischer Druck = die Kraft, mit der eine Lösung durch eine halbdurchlässige (semi-permeable) Membran in eine andere (höher konzentrierte) Lösung hineingesogen wird

Östrogene = weibliche Sexualhormone

östrogenoid = östrogen-ähnlich; östrogenoide Substanzen sind enthalten u.a. in Hefe, Brennnesselsamen, Sojabohnen

Ovar = Eierstock

Pars prostatica = Teil der Harnröhre, der innerhalb der Prostata verläuft

pathogen = krankheitserregend, krankmachend (Gegensatz: a-pathogen, nicht krankmachend)

peri-urethrale Drüsen = die um den innerprostatisch verlaufenden Teil der Harnröhre liegenden Drüsen

Permeabilität = Durchlässigkeit

Phytotherapie = Pflanzenheilkunde, Behandlung von Krankheiten mit pflanzlichen Wirkstoffen

Plexus = Geflecht, netzartige Verbindung von Venen, Nerven oder Lymphgefäßen

Plexus sacralis = Nervengeflecht im kleinen Becken, aus dem der Nervus pudendus entspringt

Polyamin = s. Spermin

post-operativ = nach einer Operation

prä- = davorliegend, vorzeitig

Pregnenolon = Zwischenprodukt bei der Synthese von Steroidhormonen

Proliferation = Zellvermehrung, Wucherung

Prophylaxe = vorbeugende Maßnahmen

Prostaglandine = Sammelbezeichnung für hormonähnliche Substanzen, u.a. enthalten im Sperma

Prostata = Vorsteherdrüse, sitzt direkt unter der Blase und umschließt den obersten Harnröhrenabschnitt (Pars prostatica)

Prostata-Adenom = benigne Prostata-Hyperplasie = BPH, gutartige Prostata-Vergrößerung, verengt den obersten Harnröhrenabschnitt, erschwert oder verhindert das Harnlassen

Prostata-Epithel = Deckgewebe der Prostata

Prostata-Hyperplasie, s. Prostata-Adenom

Prostata-Resektion = chirurgische Teil-Abtragung der Prostata

Prostata-Sekret = Sekret der Prostatadrüsen, mengenmäßig größter Anteil am Ejakulat (40 %), enthält Spermin

Prostata-Stroma = Stützgewebe der Prostata

PSA = prostataspezifisches Antigen, im Blut nachweisbar bei Erkrankung der Prostata

Pulsatilla = Küchenschelle, homöop. Mittel, wirkt anregend auf die Hypophyse

Reduktase = Enzym zur Katalysierung einer chemischen Reduktion

Reduktasehemmer = blockiert das Enzym Reduktase

Reduktion = Rückführung, Verkleinerung; chem.: Sauerstoffabgabe oder Anlagerung von Wasserstoff, z.B. bei der Umwandlung körpereigener Abbauprodukte in wasserlösliche Substanzen

reflektorisch = selbsttätig, unwillkürlich

Reflex = unwillkürliche Muskelkontraktion als Antwort auf einen Sinnesreiz

Restharn = Residualharn, der nach dem Harnlassen in der Harnblase verbleibende Harn, häufig bei Prostatavergrößerung

Rezeptoren = Empfangs- bzw. Aufnahmeeinrichtungen eines Organs

Rezeptorenblocker = Blockierung der Hormonrezeptoren

Rutin = Wirkstoff der Ruta graveolens (Weinraute, giftig!); altes Mittel gegen Krampfadern und Schwellungen

Sabal serrulata = Sägepalme; die reifen Früchte enthalten u.a. Flavone, Enzyme und Sitosterin; in galenischer Zubereitung oft in der Frühphase der BPH verwendet

Sägepalme = s. Sabal serrulata

Samenbläschen = Vesicula seminalis, an der Rückseite der Harnblase liegende paarige Drüse, ihr Sekret wird der Samenflüssigkeit beigemischt

Samenleiter = Ductus deferens, Muskelschlauch, führt von den Nebenhoden über den Leistenkanal an der Rückseite der Harnblase entlang, mündet in die Prostata

Samenstrang = Strang im Leistenkanal des Mannes, enthält d. Samenleiter, ferner Nerven und Gefäße des Hodens

Scrotum = Hodensack

Silikat = wasserlösliche Form der Kieselsäure

Sitosterin = pflanzliches Sterin, enthalten u.a. in den Früchten der Sägepalme und in Weizenkeimlingen

Sperma = Samenflüssigkeit, enthält alle Bestandteile des Ejakulats (Samenzellen, Sekret der Bläschendrüsen, Prostata-Sekret)

Spermien = Samenzellen

Spermin = Piperazin; organische Substanz in Hefe und Sperma, charakteristischer Geruch

Spermiogenese = Entwicklung der Samenzellen in den Hoden

Spritzgänge = Ductus ejaculatorii, die Fortsetzung der beiden Samenleiter im Innern der Prostata (Spritzkanälchen)

Spritzkanal = s. Spritzgänge

Sterin = organische Verbindung in vielen lebenden Zellen; z.B. Cholesterin bei Wirbeltieren, Ergosterin und Sitosterin bei Pflanzen

Steroidhormone = aus Cholesterin gebildete Hormone (u.a. Östrogene, Androgene)

Sonographie = Untersuchung mit Ultraschall

Stroma = Gerüst, Stützgewebe eines Organs

Testosteron = männliches Geschlechtshormon, stärkstes natürliches Androgen

Tube = Kurzform für Eileiter

TURP = transurethrale Prostataresektion, chirurgische Standardmethode zur Verkleinerung der vergrößerten Prostata

Urämie = Harnvergiftung de Blutes

Ureter = Harnleiter, 30 cm langer Schlauch zwischen Nierenbecken und Harnblase

Urethra = Harnröhre, Ausscheidungsweg bei der Blasenentleerung

Urethroskopie = Endoskopie der Harnröhre

Urethro-Zystoskopie = Zystoskopie (Blasenspiegelung)

Urtica dioica = große Brennnessel

Urtica urens = kleinere, etwas aggressivere Brennnessel; beide Arten werden in der Volksmedizin arzneilich verwendet; ihre Samen wirken östrogenoid (s. Östrogen)

Urtinktur = nicht potenzierte homöopathische Grundsubstanz

Urochrom = natürlicher gelber Harnfarbstoff

Uterus = Gebärmutter

Utriculus = kleiner Beutel, Schlauch

Utriculus prostaticus = der innerste Teil des Prostata-Mittellappens, Überbleibsel des Müller-Gangs (s.d.), wuchert bei BPH zuerst

Vegetativ = pflanzlich, ungeschlechtlich
vegetative Funktion der Ovarien = Follikelsprung, Gelbkörperbildung
Vesica urinaria = Harnblase

Wolff-Gänge = Urnierengänge, entwickeln sich beim männlichen Embryo zu den Nebenhoden, Samenleitern, Samenbläschen und den Spritzgängen; verkümmern beim weiblichen Embryo

Zystoskopie = Blasenspiegelung

Quellen

1. **Zeitschriften/Zeitungen:**
   Der Naturarzt, 5/Mai 1998
   Der Spiegel, 28/1992 und 9/1998
   Die Woche, 10. 5. 1996
   Stuttgarter Zeitung, 25.11.1995
2. **Wissenschaftliche Werke:**
   Faller, Adolf: Der Körper des Menschen. 1988
   Lexikon Herder 1907
   Lexikon Herder 1967
   Mezger, Julius: Gesichtete Homöopathische Arzneimittellehre. 1988
   Pahlow, Mannfried: Das große Buch der Heilpflanzen. 1987
   Pschyrembel: Das Klinische Wörterbuch. 1977
   Pschyrembel: Das Klinische Wörterbuch. 1994
   Taschenatlas der Physiologie. Silbernagl/Despopoulos, 1991
   Taschenatlas der Anatomie. Bd 2, Innere Organe, 1976
   Taschenatlas der Anatomie. Bd 3, Nervensystem und Sinnesorgane, 1976

*Von **Sophie Ruth Knaak** weiters im Ennsthaler Verlag erschienen:*

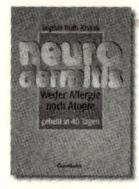

Neurodermitis · Weder Allergie noch Atopie
ISBN 978-3-85068-518-4, Format A5, 208 Seiten, br.